折れない心がメモ1枚でできる

# コーピングのやさしい教科書

臨床心理士
伊藤絵美

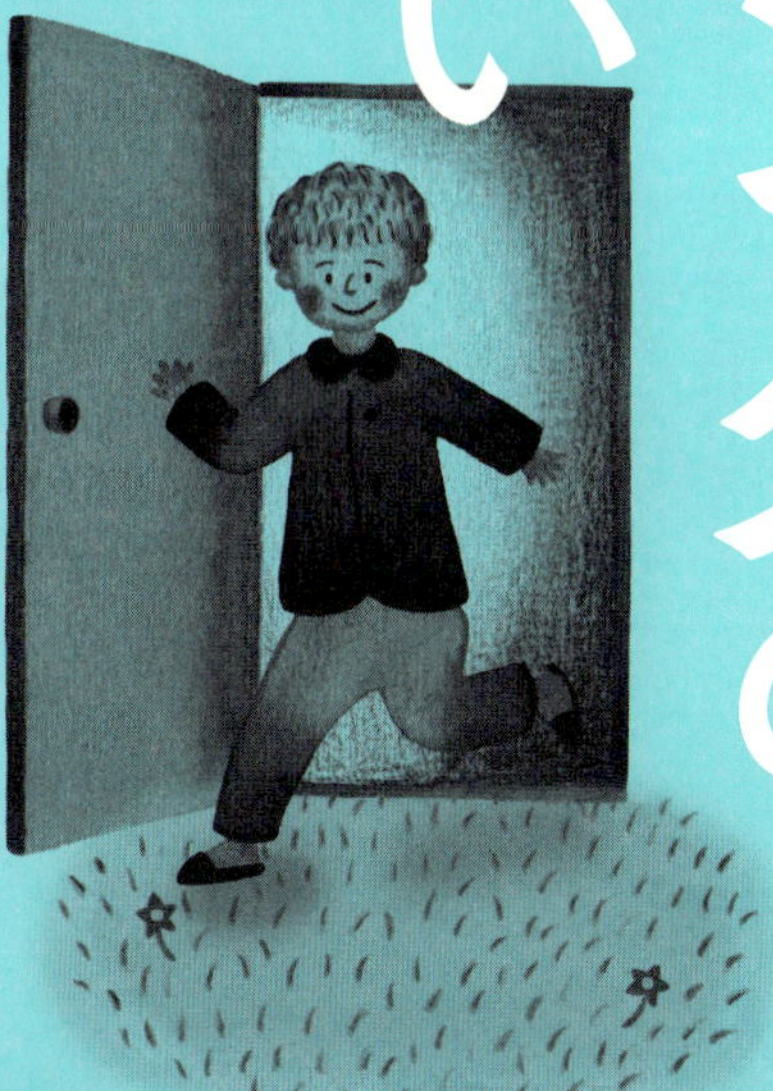

宝島社

はじめに

# メモ1枚でストレスと上手に付き合う！

わたしは、東京都の大田区に開設した、「洗足ストレスコーピング・サポートオフィス」を拠点にカウンセリング活動を行なっています。開設前からクリニックなどでカウンセリングの仕事をしていましたので、かれこれ25年以上にわたって心理的な悩みや症状を抱えた方々と向き合い、「生きづらさ」を緩和する仕事を続けてきました。

そのために欠かせない方法として取り入れているのが、「**コーピング**」です。

「コーピング」とは、アメリカの心理学者、リチャード・S・ラザルス博士が考案し、1980年代から世界中に広まっていった「**ストレスへの意図的な対処**」を指す**心理学用語**です。最近日本でもさまざまなメディアで耳にする機会が多くなったコーピングですが、アメリカではずいぶん前から多くの企業や学校などがストレスマネジメントにその理論を取り入れ、効果が実証されています。

コーピングとは、**きっかけも症状もさまざまなストレスに対して、そのひとつひとつに適切な対処を行なっていくこと**です。

とはいえ、コーピングは決して難しくも、面倒でもありません。巻末に用意したワークシートをコピーしていただければ、いつでもどこでもはじめられます。もちろん、お金もかかりません。本書のタイトル通り、「**メモ1枚でできる**」のがコーピングの特長です。そんな気軽さも、コーピングが注目されている理由のひとつでしょう。

具体的な方法は本文にゆずるとして、ここでは、ストレスというもののとらえ方について、少しお話ししたいと思います。

たとえば、同じ「上司に怒られた」という経験をしても、それがストレスになる人とならない人がいます。これは、問題のとらえ方に対する個々人の違いであり、その反応は十人十色。「**ストレスにはこう対処しなさい**」**と一般化できません**。だからこそ、ストレスごとに適した対処をしていくコーピングが極めて有効に機能するのです。

また、コーピングの目的は、ストレスを完全になくすことではありません。

ストレスは、気づかないうちにわたしたちの心と体に巣くい、蝕み、ときにはわたしたちの健康を損ないかねない恐ろしいものですが、それをゼロにすることは不可能です。社会を形成し、人との関わりのなかで暮らしている限り、ストレスのきっかけは無数に存在します。**コーピングの最大の目的は、ストレスに気づき、適切に対処し、「ストレスとうまく付き合う」こと**なのです。

本書では、より適切なコーピングを行なえるよう、次のように構成しています。

**Lesson1　自分のストレスを知る7つのステップ！**

コーピングを効果的に行なうためには、ストレスへの気づきが必須です。ストレスのきっかけや心と体の状態に気づくための方法を7つのステップで紹介します。

**Lesson2　コーピングでストレスから自分を助ける！**

コーピングそのものについての説明や、コーピングの考え方や実践方法を紹介します。そのために必要な「コーピングレパートリー」についてもお話しします。

**Lesson3　ぜひ試してほしい5つのコーピング**

コーピングはストレスの内容に応じて適したものを当てはめていきますが、なかには「万能選手」的に効果を発揮するものもあります。そんなコーピングを紹介します。

**Lesson4　あるがままに受け止め、味わい、手放すマインドフルネス**

五感を使って出来事や心の動きをあるがままに受け止める「マインドフルネス」を習得すれば、常に心をニュートラルな状態に置くことができるようになります。

**Lesson5 「スキーマ」に気づき、より深く自分に近づく**

わたしたちの心の奥深くには、幼少期の体験に根ざす「スキーマ」というものが眠っています。ストレスの遠因となるスキーマについて学び、強い心を手に入れましょう。

以上の内容は、わたしが普段、クライアントひとりひとりに対して行なっているカウンセリングと同じです。つまり、**本書を実践していただければ「あなただけのストレス」に気づき、「あなただけのコーピング」を手に入れることができます。**

また、最近注目されている「マインドフルネス」や、深層心理につながる「**スキーマ**」への対処もコーピングと位置づけました。

そういうわたし自身、人一倍打たれ弱く、「もうダメだ」と思うことはしょっちゅうです。そんなわたしを支え続けてくれているのも、「コーピング」なのです。わたし自身がコーピングユーザーですから、その効果は自信を持ってお約束できます。

それでは、コーピングの世界へようこそ！

Contents



Lesson 1
## 自分のストレスを知る7つのステップ！

Lesson 2

# コーピングでストレスから自分を助ける！

Lesson 3

## ぜひ試してほしい5つのコーピング



Lesson 4

## あるがままに受け止め、味わい、手放すマインドフルネス

Lesson 5

# 「スキーマ」に気づき、より深く自分に近づく

# Lesson 1

# 自分のストレスを知る7つのステップ！

# ストレスっていったいなんだろう？

**「新しい上司が細かくてストレスだ」**
**「同僚が愚痴っぽくてストレスが溜まる」**
**「ストレス解消法は食べること！」**

わたしたちはこのように、「ストレス」という言葉を日常的に使っています。

**でも、ストレスっていったいなんでしょう？**

「これがストレスです」と、目に見える形で説明できないだけに、考えれば考えるほどわからなくなってしまう「ストレス」の正体。

心理学の世界では、ストレスというものを「**ストレッサー**」と「**ストレス反応**」の2つにわけてとらえています。

「ストレッサー」とは、あなたを苦しめるさまざまな「**ストレス環境**」のことです。

「仕事に細かい上司」や「愚痴っぽい同僚」といった人間関係から、「満員電車」「交通渋滞」「工事現場の騒音」など、文字通りの環境もストレッサーとなります。また、「結婚」「就職」「昇進」「出産」など、本来は祝福すべきポジティブな出来事が、環境の変化や責任の発生などによってストレッサーとなることもあります。

では、「ストレス反応」とはどんなものでしょうか？

これは、ストレッサーに対するあなたの**「心と体の反応」**です。「イライラする」「不安になる」「気分が落ち込む」といった心の反応や、「胃が痛くなる」「息苦しくなる」「動悸がする」などの体の反応がそれに当たります。**「ストレス」は、かならず「ストレッサー」と「ストレス反応」が対になっているもの**だと理解してください。

ストレッサーに対するストレス反応は、人それぞれです。たとえば、同じ「仕事がいそがしすぎる」という状況でも、ある人にとってはそれがストレスとなり、ある人にとっては「自分が成長できるチャンス」「ここで点数を稼いでおこう！」と、奮起する材料になることもあります。後者の場合、「いそがしすぎる仕事」がストレッサーになることはなく、もちろんストレス反応も生まれません。

**つまり「ストレス」は、きっかけも反応も極めて個人的な体験**であり、「こういう問題にはこう対処しなさい」と、一般化できないものなのです。そのためコーピングでは、**自分にとっての「ストレッサー」と「ストレス反応」に気づくことがとても大切な第一歩**になります。なぜなら、気づくことによってのみ、適切なコーピングを選ぶことができるからです。なんの病気かもわからないのに、適当な薬を飲んだりはしませんよね？　症状に見合った薬を選ぶはずです。

コーピングもそれと同じで、**「このストレスには、このコーピング」**と、お互いを上手にマッチングさせていく必要があります。かならず、**「気づき」→「コーピング」**、**「気づき」→「コーピング」の繰り返し**だと覚えておいてください。

ですので、このLesson1を飛ばしてLesson2以降のコーピングに取りかかりたくなったとしても、そこをグッとこらえ、しっかりと順番通りに進めていただきたいのです。

そして、最も注意していただきたいのが、**「小さなストレス」を積み重ねないこと**です。日常的に感じるささいなストレスに気づくことが大切だというのは、心理学の世界でもはっきりと実証されています。

小さなストレスは、本当に気づかないこともあれば、ついつい放置してしまうこと

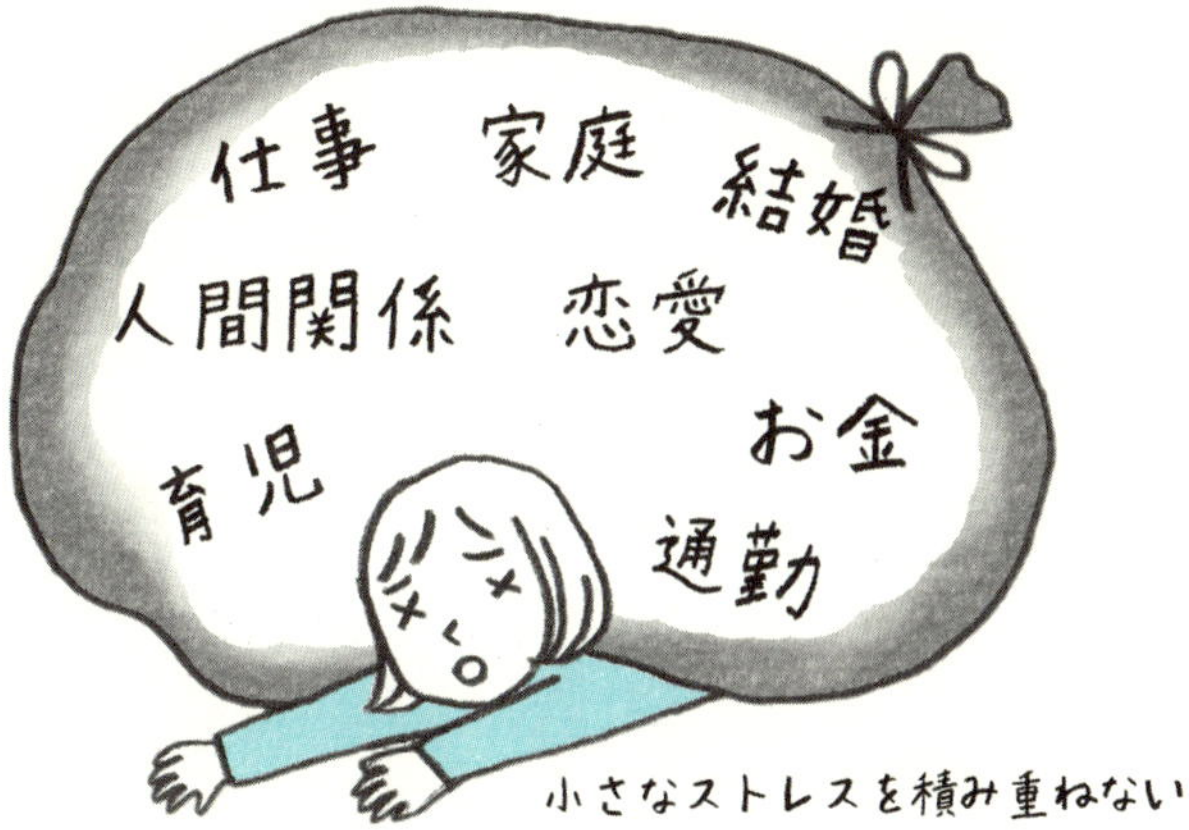


もあります。そしていちばん怖いのは、気づいているのに「なかったことにしてしまうこと」です。

よく、「適度なストレスがあったほうが人は頑張れる」という話を聞きますが、それも自分でコントロールできればの話。小さな傷が無数に集まってガラスをくもらせるように、ひとつひとつは小さな問題でも、時間をかけて積み重ねていくうちに澱《おり》のように沈殿し、やがては重大な心や体の病気を引き起こしてしまうかもしれません。そうなる前に、しっかりと自分の「ストレス」を観察して、なにが問題なのかを理解することが大切です。

そのうえで、適切なコーピングを実践していきましょう。

# グルグル回るストレスの悪循環

自分のストレスに気づくことを、心理学の世界では「**セルフモニタリング**（自己観察）」といいます。本書で「モニタリング」という言葉が登場したら、「ストレスに気づき、観察し、理解すること」だと覚えておいてください。

ストレスとは、「ストレッサー（環境）」と「ストレス反応（心と体の反応）」が対になっているものでしたね。セルフモニタリングは、この両方に対して行ないます。とくにストレス反応に対しては、「**認知**」「**気分・感情**」「**身体反応**」「**行動**」の4つにわけて考えていくことになります。

なんだか難しい言葉が出てきましたので、それぞれを簡単に説明していきましょう。

「**認知**」＝**頭に浮かぶ考えやイメージ**

「今日もまた雨。ジメジメしてやだなぁ」「次の休みも仕事かな」「またカードで買い物しちゃった」「えみからの着信だ。また彼氏の愚痴を聞かされるのか」……etc.

**「気分・感情」＝心に浮かぶさまざまな気持ち**
「不安」「イライラ」「怒り」「おどろき」「つらい」「悲しい」「憂鬱《ゆううつ》」……etc.

**「身体反応」＝体に現れるさまざまな生理現象**
「鼓動が速くなる」「頭が痛い」「めまいがする」「肩がこる」「手足が冷たくなる」「胃が痛い」「眠れない」「喉がかわく」「汗が出る」「息苦しい」……etc.

**「行動」＝ストレッサーに対して自分のとった振る舞い、動作**
「怒鳴る」「わめく」「逃げ出す」「歯をみがく」「テレビを観る」「インターネットをする」「ガムをかむ」「深呼吸をする」「横になる」「水を飲む」……etc.

これらのストレス反応は、独立して存在するのではなく、**お互いに影響し合い、グルグルと回り続けます**。なにかの拍子に悪い思考が生まれ、それがどんどん大きくなり、状況を悪化させていくことは、多くの方が経験されているのではないでしょうか。この「**ストレスの悪循環**」についても、少々ご説明しておきましょう。

まず、ストレッサーがなければストレス反応は生まれません。ここでは、「社内会議でプレゼンをしなければいけなくなった」と設定しておきましょう。

そのストレス環境によって、**「失敗したらどうしよう」という認知**が生まれ、**「不安、憂鬱」などの気分・感情**につながり、やがては**「手のふるえ、胸のドキドキ」といった身体反応**が引き起こされます。

逆に、「手のふるえ」という身体反応が引き起こされてから、「マズい！　手がふるえていることがバレたらどうしよう！」という認知が生まれ、「焦り、不安」などの気分・感情へとつながっていくこともあります。かならずしも順番通りというわけではありません。

その3つの反応は、相互作用によってどんどんふくらんでいきます。

そして限界に達したときに、**最後のストレス反応である「行動」**が現れるのです。今回の「社内会議でプレゼン」という例に当てはめるなら、「泣きだしてしまう」「逃げだしてしまう」などの行動が考えられますね。

その行動によって、「プレゼンの失敗」「自分の評価が下がる」「上司に叱責された」「後輩から白い目で見られた」などの新たなストレッサーが生まれてしまうでしょう。それが、再びストレス反応を引き起こし……。

もうおわかりになりましたか？　これが、**グルグル回り続ける「ストレスの悪循環」**です。ストレッサーによってストレスの「きっかけ」がインプットされ、「認知」「気分・感情」「身体反応」によって増幅されて、最後にはかならず「行動」としてアウトプットされます。それがまた新たなストレッサーとなり、いつまでもめぐり続けるのです。

**その構図がひと目でわかるように図にしてみました**ので、下のイラストをご覧ください。なんとなく経験としては知っていたでしょう。けれど、このように視覚化してみることで、「たしかに……」と改めて理解できるのではないでしょうか。

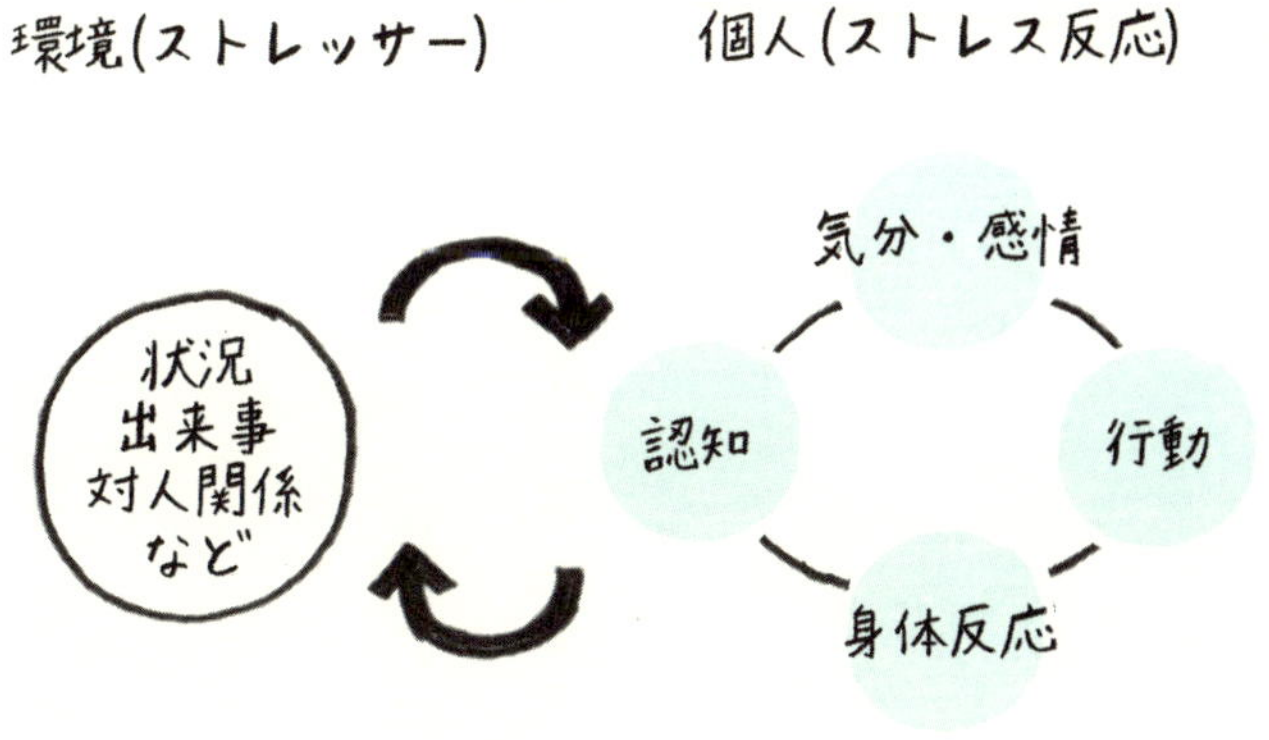

# ストレスを細かくわけて見つめよう

ここからは、いよいよ**自分の「ストレス」をモニタリング**していく作業に入ります。Ｌｅｓｓｏｎ２のコーピングへ進むためにも、これから紹介する作業は絶対に欠かせません。なぜなら、「自分のストレスに対する気づき」と「適切なコーピング選び」はセットだからという理由は、すでにご説明しましたね。

具体的には、**「ストレス体験」**、**すなわち「ストレッサー」「ストレス反応」を７つのSTEPで細分化し、観察**していきます。この作業は、わたしのカウンセリングでも、かならず取り入れています。みなさん、「そんなに細かいんですか⁉」とおどろかれますが、一度試してみると、その重要性と効果をすぐに理解してもらえます。

またモニタリングでは、**「紙に書き出す」**という行為をとても重視しています。書き出すということは、自分のなかにあるものを「外に出す」ということです。これを心理学用語で「外在化」と呼ぶのですが、外に出すことで、心のなかでモヤモヤしていたものが輪郭を持って目の前に現れ、客観的に理解できるようになるのです。

そうなれば、先ほどお話しした「ストレスの悪循環」についてもそれぞれのつながりが見えてきますし、自分の**「ストレスを感じやすい傾向」**もわかります。当然、コーピングもしやすくなりますね。書き出すことの効果は絶大なのです。


外在化は、スマートフォンやPCに打ち込むのではなく、**「手書き」がおすすめ**です。どこか客観的に見えてしまうタイプされた文字に比べて、手書きの文字はより生々しく、書き出された体験をリアルに受け止めることができるとわたしは考えています。

書き出す紙は、できれば**巻末（P182〜）に用意したワークシートをコピーして使ってください**。決められた枠に書いたほうが出来事や心の動きを整理できますし、あとから客観視しやすくなるからです。手頃なノートに専用の枠を描いて使ってもかまいません。**「構造化された枠のなかで整理して書く」**ということが大切です。

この「書き出す」という行為は、本書全体を通じて行なっていきますので、ぜひここで慣れておいてください。

それでは、次のページのSTEP1からモニタリングをはじめていきましょう！

## STEP1 自分のストレスを知る

まずは、モニタリングの対象となる「**ストレス体験**」を選ぶところからはじめましょう。ストレス体験とは、**ストレッサーとストレス反応をひっくるめた体験**のことです。次のSTEP2からストレッサーとストレス反応をモニタリングしていくために、そのストレスに関する全体的な体験について書き出しておく必要があります。

自分で気づいているストレスはもちろん、意識していなかったような小さなものまで、しっかりと振り返ってください。

**「これが自分のストレス体験だ！」「あのときのあれがストレス体験だったんだ！」と気づくことがモニタリングの第一歩**です。

どんなに小さなことでもかまいません。むしろ、日常的な小さなストレス体験の積み重ねが重大な結果を招くことは、すでにご説明した通りです。

しかし、「突然書けと言われても、どうしていいかわからない」という人がいるかもしれませんね。それでは、いくつか例をあげてみましょう。

**ストレス体験とは、たとえば次のようなものです。**

「カオリと会ったら、3時間ずっと彼氏の話をされた。またその話かよと思って、ムカついて、落ち込んだ」

「せっかく晩ご飯をつくったのに、『食べて帰る』と夫からのメール。もっと早く連絡してほしい。ひとりで食べていたらむなしくなった」

「ずっと営業を続けていた相手とはじめての商談。これが成功すれば大きな取引になると思ったら声がふるえ、必要以上に声を張ってしまった」

いかがでしょう。最初の例文では、「彼氏の話ばかりするカオリ」がストレッサーであり、「またその話かよと思った」のがストレス反応の「認知」です。そして、「ムカついて、落ち込んだ」は「気分・感情」ですね。

次の例文では、「すぐにメールしない夫」がストレッサー、「もっと早く連絡してほしい」が「認知」、「むなしくなった」が「気分・感情」です。

最後の例文では、「声がふるえてしまった」という「身体反応」と、「必要以上に声を張ってしまった」という「行動」の反応が見られます。

このように、**ストレッサーもストレス反応もひっくるめた「ストレス体験」に気づくことがSTEP1の目的**です。

さて、みなさんは、どのようなストレス体験が思い浮かびましたか？

それを体験したときにタイムマシンで戻りましょう。そのときに感じたこと、心の動き、自分のとった行動、心に浮かんだ言葉、体に起きた反応などをできる限りリアルに思い出してください。そして、すぐにワークシート（P182）を使ってそれを書き出しましょう。書き終えたら、その内容を改めて読み直し、新たに思い出したことがあれば、それも追加してください。

ストレス体験を振り返るわけですから、いやな気分になることもあります。その感情もしっかりと受け止めて、書き出してください。そこから目をそらすのではなく、むしろいやな気持ちほど、「あのとき、自分はいやだったんだなぁ」「つらかったなぁ」と受け止めることが大切です。

各STEPの最後のページに、「花子さん」「太郎さん」の例をあげますので、そちらも参考にしてみてください。

## 花子さんのストレス体験

結婚が決まって来月退職する同僚のケイコからランチに誘われる。どうせ話の内容はわかっているし、「いやだな」と思ったけど、断れなかった。案の定、新居や（未来の）旦那の話ばかり聞かされてげんなり。「こっちはあんたの仕事の引き継ぎで毎日残業なのに、少しは気をつかってよ」と思ったけれど、笑顔で聞いてしまった。

## 太郎さんのストレス体験

上司から、企画書の書き方にダメ出し。これまではOKだったのに、勝手にルールを変えるなよ。ムカついたので、定時退社してひとり飲み。これが唯一のストレス解消法。

## ○STEP2 ストレスのきっかけを知る

ここからは、STEP1で気づいたあなたの「ストレス体験」を細かく分解し、より丁寧にモニタリングしていきます。

その作業のなかで、「自分はこんなふうに感じていたのか」「こうやって傷ついていったんだ」という、STEP1で書き出した以上の深い「気づき」を得られることになるでしょう。

最初に見つめ直すのは、あなたのストレス反応のきっかけとなった「ストレッサー」について。**ストレッサーとは、ストレス反応を引き起こす外部の環境のこと**でしたね。文字通りの環境だけでなく、起こった出来事や人との関わりなど、さまざまな要因をきっかけにストレス反応が引き起こされます。

P23で紹介した3つのストレス体験の例でいえば、「彼氏の話ばかりする友人」「すぐにメールしない夫」「はじめての商談」がストレッサーに当たります。ですから、その結果として引き起こされた「落ち込み」「ムカムカ」「むなしさ」「緊張して手がふるえた」などの心と体の反応については、ここでは注目しません。

まずは、STEP1で書き出したワークシートのなかから、「ストレッサー」だけをピックアップしてください。それを改めてワークシートに書き出していきます。

その際に重要なのは、「**具体的であること**」です。ストレッサーのひとつひとつを具体的に思い出し、克明に書き出しましょう。STEP1で書かなかったことがあれば、ここで新たに追記してください。

そしてもうひとつ、「**客観的であること**」も大切です。ストレス反応の元凶である（と自分では思っている）ストレッサーに対しては、ついマイナスの感情が働きがちです。たとえば、次の例文を見てください。

「**定時15分前に、『今日は約束があるから』と、自分の仕事を押し付けてきた身勝手な同僚A。そばにいた上司は、あきらかに聞こえていたのに、知らんぷり**」

まず、「押し付けてきた」「身勝手な」というのは主観的な言葉ですよね。これらは次のSTEP3で扱う「認知」の問題です。また、「あきらかに聞こえていた」「知らんぷり」もあやしいところでしょう。ひょっとしたら上司は、本当に聞こえていなかったのかもしれません。

この例文から、次の通りに主観性をとりのぞいてみました。

**「定時15分前に、『今日は約束があるから』と自分の仕事を頼んできた同僚A。そばにいた上司もなにも言わなかった」**

いかがでしょう。相手の行動だけに焦点を絞ったぶん、最初の例文に比べてシンプルになり、客観性が増したと思います。

それでは、「具体性」「客観性」に気をつけながら、あなたのストレッサーをワークシートに書き出していきましょう。ワークシートはP182に用意しています。

イメージしやすくするために必要であれば、イラストなどを描き添えてもかまいません。

それによってリアルな感覚がよみがえってくるのであれば、イメージによる記録もどんどん取り入れていってください。

## 花子さんのストレッサー

結婚が決まって来月退職する同僚のケイコからランチに誘われる。新居や（未来の）旦那、将来そだてたい子どもの話なんかも聞かされた。気がついたら、ランチの1時間はすべてケイコの話で終わってしまった。

## 太郎さんのストレッサー

上司から、企画書の書き方について注意を受けた。「結論から書くこと」「かならず予算の見積もりをつけること」「想定するクライアント名を具体的に書くこと」などを注意された。これまでも同じように書いていたが、注意されたことはなかった。

## STEP3 自動思考をつかまえる

STEP3からは、「ストレス反応」をモニタリングしていきます。

4つのモデルのなかで、最初に注目するのは「**認知**」です。前にお話しした通り、「**頭に浮かぶ考えやイメージ**」のことですね。

わたしたちの頭のなかでは、朝から晩まで、さまざまな考えやイメージが浮かんでは消えていくことが繰り返されていて、これを心理学では「**自動思考**」と呼びます。文字通り、「**自動的に頭のなかに浮かんでくる思考**」という意味です。

**モニタリングの対象となるのは、この「自動思考」です**。この単語はこれから何度も登場することになりますので、ぜひ覚えておいてください。

一方でわたしたちは、普段は自動思考を意識せずに暮らしています。

たとえば、お風呂に入ったときに「ああ、気持ちいいな」と思いますよね。でもそのときに、「あ、今、わたしの頭のなかに『ああ、気持ちいいな』という思考が浮かんだ！」とは意識しません。**美味しいものを食べたときの「美味しい！」も、青信号が点滅をはじめたときの「急がなきゃ！」も、すべては自動思考**です。

このように、ポジティブなもの、ネガティブなもの、どちらでもないニュートラルなものまで、すべてが自動思考だと考えられます。

とはいえ、本書はストレスに対するコーピングの本ですから、扱う自動思考はネガティブなものが基本です。では、**ネガティブな自動思考とは、いったいどのようなものでしょうか？**

先ほどの「はじめての商談」を例にすれば、次のような自動思考が考えられます。

**「ここと契約が結べたら大きいぞ」「それだけに、絶対に失敗は許されない……」「なんだか緊張してきた」「あれ、俺、声がふるえてる？」「マズい、なんとかごまかさなきゃ」「今度は声を張りすぎだって！」「担当者の顔、完全に引いてるじゃん！」「ああ、自分の声じゃないみたいに遠くに聞こえる」「もう、ダメかな……」**

いかがでしょうか。商談中にも、さまざまな自動思考が浮かんでいたことがわかりますね。そして、ドツボにはまっていく様子が手に取るようです。

ほかにも、電車が事故でストップしたときの「まずい、遅刻しちゃう！」「なんでよりにもよって急いでいるときに」「いったいどれくらい止まっているんだろう」や、いつも長話になる近所の奥さんを遠くから見かけただけで浮かんでくる、「うわっ、また会っちゃった！」「今回はどうやって逃げようか？」なども、すべて「ネガティブな自動思考」と考えてよいでしょう。

また、頭のなかに浮かんだ「**映像によるイメージ**」も自動思考に含まれます。仕事のミスによるクライアントへの謝罪の帰り道で、厳しいことを言われた担当者の顔が映像のようによみがえってくることがあるでしょう。逆に、出かける前に、担当者の前で必死に頭を下げている自分の姿が映像として浮かんでくるかもしれません。

これらの言語化されないイメージも、すべて自動思考なのです。

それでは、あなたの自動思考を巻末のワークシート（P183）に書き出してみてください。「そのとき、どんな考えやイメージが頭に浮かんだのか？」と自分自身に問いかけ、いくつでも書き出していきましょう。それが克明であればあるほど、Lesson2以降で行なうコーピングの精度があがることになります。

## 花子さんの認知（自動思考）

「その話、何度も聞いたよ」「早く仕事に戻りたいな」「わたしだって結婚したいよ」「こっちの気持ちは無視？」「でも、やっぱりうらやましい」「こんなふうに考えちゃダメだ！ 祝福しなきゃ！」

## 太郎さんの認知（自動思考）

「この前も、その前も、同じように企画書を書いただろ。勝手にルールを変えるなよ。変えるなら事前に説明しろよ。自分の管理責任は棚上げかよ。でも、たしかに言われた通りにしたらよくなるよな。やっぱり自分で気づくべきだったかな。あ〜、こんな上司も、こんな自分もほとほといやだ。さっさと切り上げて飲みにいこう……」

## STEP4 気分・感情をつかまえる

STEP4で注目するのは、ストレス反応の「**気分・感情**」です。自動思考は、「頭に浮かぶ言葉やイメージ」でしたね。では、気分や感情はどこで感じるのでしょうか。たぶんそれは、頭ではなく、「心」で感じるものなのです。「やってらんねぇよ！」という自動思考が頭に浮かんだら、それが心に下りてきて、「不快」「イライラ」「無力感」などの「気分・感情」になるイメージですね。

もうひとつの特徴が、「**短い言葉で言いきれる**」ということです。たとえば次のような例が考えられます。

**うれしい、楽しい、ゆかいい、気持ちいい、心地よい、おもしろい、ハッピー、ラッキー、ワクワク、ドキドキ、ハラハラ、おだやか、さわやか、希望、期待、平和、さっぱり、すっきり、びっくり、恋しい、不思議、気がかり、いやな予感、さみしい、緊張、不**

**安、怒り、悲しい、恐怖、失望、絶望、イライラ、落ち込み、落胆、憂鬱《ゆううつ》、不快感、不愉快、不可解、泣きたい、無力感、孤立感、不信感……etc.**

いかがでしょうか。

数えあげるときりがないのでこのあたりでやめておきますが、「気分・感情」のイメージはつかんでいただけたかと思います。

**「気分・感情」とは、「心にわきあがる」もので、「短い言葉で言いきれるもの」**と理解していただければ問題ありません。

そしてやっぱり、自動思考と同じように、「うれしい」「楽しい」などのポジティブなもの、「不安」「怒り」「恐怖」などのネガティブなもの、どちらともいえないニュートラルなものがあります。

また、いくつもの「気分・感情」が入れ替わったり、あるいは同時に起こったりするのが普通です。ひとつだけということは、ほとんどありません。それでは、次のようなケースを例に考えてみましょう。

「バイト先の店長に『仕事が遅い』と叱られた。なんでいつもわたしばっかり？　理不尽な言い方が頭にくる。けれど、テキパキできない自分がいやになったりもする。バイト仲間が、ただ見ているだけだったのも悲しかった」

このケースであれば、「怒り」「イライラ」にはじまり、それから「自己嫌悪」がきて、最後には「悲しみ」「孤独感」「不信感」と移り変わっていきます。

みなさんがワークシート（P183）に気分・感情を書き出すときは、それらがどういう順番で現れたのかもわかるようにすれば、なおいいでしょう。そうすることで、**自分の気分や感情の動きに気づくことができる**はずです。あるいは、「こんなにたくさんの気分と感情が生じていたんだ！」とおどろくかもしれません。

それでは、みなさんの「気分・感情」をワークシート（P183）に書き出してみてください。前のページに例としてあげたリストを参考にしながら、自分のなかに起きた気分や感情に名前をつけていきましょう。

おそらく、STEP1で書き出したよりはるかに多くの気分・感情がリストアップされるはずです。

### 花子さんの気分・感情

イライラ、うんざり、げんなり。
気をつかわないケイコへの怒り、不信感。
それから、自分への無力感がわいてきた。

### 太郎さんの気分・感情

ムカつき、怒り、イライラ、
無力感、自己嫌悪。

## STEP5 体の変化をつかまえる

STEP5で注目するのは、「身体反応」です。

「身体反応」とは、ストレッサーをきっかけにして体に起きる生理現象のことでしたね。「ストレスで胃が痛い」「心臓がドキドキする」などは、身体反応の例として最も頻繁《ひんぱん》に耳にするものでしょう。

ほかにも、「手のふるえ」「喉のかわき」「発汗」などの一過性のものから、「頭痛」「肩こり」「肌荒れ」「下痢」など、慢性的な症状として現れてしまうものもあります。

さらに例をあげてみましょう。

喉がかわく、声がふるえる、手足がふるえる、手足に汗をかく、手足が冷たくなる、体が熱くなる、頭に血が上る、鼓動が速くなる、呼吸が速くなる、息苦しくなる、涙が出てくる、歩くのが遅くなる、眠れなくなる、疲労感、顔が引きつる、頭をかきむしる、髪の毛を引っ張る、体中がかゆくなる、頭痛、めまい、肩こり、背中の痛み、

**腹痛、胃やム胸のムカムカ、吐き気、下痢、じんましん、難聴……ｅｔｃ.**

「気分・感情」と同じように、こちらも数えきれないほどの例がありますし、自分の意思ではどうすることもできない反応ばかりです。

そして、例を見ればわかるように、ネガティブなものしかありません。なぜなら、ネガティブでない身体反応は、普段は意識していないからです。たとえば、「今は胃が痛くない！」「汗をかいていない！」「手がふるえていない！」などと意識することはないでしょう。このように、「ネガティブでないものは感じにくい」という点も「身体反応」の特徴のひとつです。

また身体反応は、ほかのストレス反応に比べて見過ごしやすいという点にも注意してください。かならずしも、ストレス反応が体の変化として現れなくてもいいのですが（当然ですね！）、**怖いのは「ストレス反応に気づかない」、もしくは「ストレス反応として認識していない」こと**です。

ストレス反応として起きている胃もたれを「ささいなこと」と見過ごしてしまったり、あるいはストレッサーと関連づけることができずに、適切な対処が遅れてしまった場合は、それらの症状が重症化したり慢性化したりしてしまうことだってありえます。まさに、「小さなストレスの積み重ねがいちばん危険」なのです。

それでは、みなさんの「身体反応」をワークシート（P184）に書き出してください。

こちらについても、やはりひとつだけとは限りません。**いくつかの身体反応が連動して起こることもよくあります。**

たとえば、「頭痛」にはじまり、「肩こり」に続き、やがて「背中の痛み」へ広がっていくケースなどです。緊張状態のときは、「喉がかわく」「声がかすれる」「手足がふるえる」などが同時に起こりやすいものです。あるいは、頭はカーッと熱いのに手足は冷たくなっていくなど、真逆の反応がいっぺんに起きることもあります。

それらの反応をつぶさに観察し、書き出していきましょう。

なお、これは身体反応に限りませんが、**書き出せるものが多ければ多いほどいいということではありません。**

ストレス反応にも個人差があります。身体反応が現れやすい人もいれば、現れにくい人もいます。本当に身体反応がゼロということもあるでしょう。

そんな傾向も、モニタリングを続けているうちにわかってくるはずです。

## 花子さんの身体反応

胃のあたりが重くなって、
頭がボーッとした。
部屋にひとりでいるときに涙が出てきた。

## 太郎さんの身体反応

胸がムカムカ
呼吸が速くなった
頭に血が上った
手足が冷たくなった

## STEP6 自分の行動をつかまえる

ストレス反応のモニタリングは、STEP6で最後です。

これが終われば、全体を俯瞰《ふかん》するための「まとめ」であるSTEP7を残すのみ。

あとひと息、頑張りましょう！


ここでは、ストレス反応における「行動」に注目していきたいと思います。

**「行動」とは、ストレッサーに対して、自分がどのように振る舞ったのかということ**です。P16でお話しした「ストレスの悪循環」を思い出してみてください。

ストレッサーによってインプットされた「ストレスのきっかけ」が、「認知〈自動思考〉」「気分・感情」「身体反応」という行程をたどり、最後に「行動」としてアウトプットされるのでしたね。

つまり、まわりの人は、「行動」を通してのみあなたの「ストレス体験」を理解することが可能になります。

また、**「ストレッサー」と「行動」は、ほかの3つ**（認知〈自動思考〉、気分・感情、身体反応）**に比べて、自分でモニタリングしやすい**のも特徴です。

なぜなら、自分の「行動」を自分で理解できない人はいませんよね。ストレッサーはストレス反応のきっかけとなる人や出来事のことですから、やはりモニタリングが簡単です。逆にほかの3つは、自分の内側に生まれた反応が対象となるので、キャッチするのが難しい場合があります。

それでは、行動の例をあげていきましょう……と言いたいところですが、実は、ほかのストレス反応以上に、行動の例をあげだすときりがありません。

たとえば、久しぶりのデート中に、友人とばったり。なぜか一緒に行動することになったとします。せっかくのデートが台無しです。あまりに無神経な態度にイライラがつのってきて……。**さてあなたは、どんな行動をとるでしょうか？**

**文句こそ言わなかったけれど、露骨に不機嫌な態度を見せてしまった。**
**我慢しきれずに「いいかげんにして！」と怒鳴ってしまった。**
**「そろそろ2人にしてくれない？」とおだやかに切り出した。**

**彼氏から、「2人になりたいんだけど」と言ってもらった。怒りをおさえた。**
**彼氏とLINEでその友人の悪口を言い合い、**
**彼氏と一緒に逃げて、友人をまいた。**

いかがでしょうか。ほかにも、いくらでも例はあげられるはずです。ある状況に対してとる行動は、人によって千差万別ですから、「行動」の例は無限なのです。

ところで、「なにもしなかった」場合はどうなるのでしょうか？

今回のケースでは、「あきらめて最後まで一緒にいた」ということも考えられるでしょう。その場合はまさに、「あきらめて最後まで一緒にいた」ことが「行動」です。

ストレス反応は、最後にかならず「行動」としてアウトプットされます。**「なにもしなかった」ことも行動**としてとらえるように意識してみてください。

それでは、みなさんの「行動」をワークシート（P184）に書き出していきましょう。あなたがストレスを溜め込んでしまうのか、相手にぶつけるのか、別の形で発散させるタイプなのか、その傾向もわかってくるはずです。

## 花子さんの行動

ニコニコ笑って最後まで話を聞いた。
その後家に帰って、
思いっきり枕を壁にぶつけた。

## 太郎さんの行動

黙って話を聞く
→「はい、わかりました」と答える
→ 自分のデスクに戻り、イスを蹴る（見えないように）
→トイレで大きくため息
→ 定時で退社
→ いきつけの居酒屋でやけ酒
→ 家に帰ってふて寝する

## STEP7 STEP2〜6をまとめよう！

これまでお疲れさまでした！　自分の「ストレス体験」を振り返る作業はいかがでしたでしょうか。慣れていない人には、なかなか大変だったかもしれませんね。

それでは、いよいよ仕上げの作業に入りたいと思います。

ここでは、**STEP2〜STEP6で書き出したワークシートを1枚にまとめる作業**を行ないます。STEP1の「ストレス体験」をSTEP2〜STEP6で細かくモニタリングし、STEP7でより精度をあげて統合するということになりますね。

ここで使うワークシート（P185）は、ストレッサーとストレス反応（「認知〈自動思考〉」「気分・感情」「身体反応」「行動」）にわけて書き出せるようになっています。これまでにつくったワークシートの内容を転記していってください。そのままではなく、自分なりに要点をまとめ、わかりやすくしていきましょう。

作業を終えたら、ワークシートを手にとって眺めてください。自分がストレスを感じやすい傾向や、悪循環を起こす構図が明確に見えてくるはずです。

## 花子さんのまとめ

**ストレッサー**

来月寿退社する同僚のケイコ。ランチに誘われ、結婚の話を１時間も聞かされた

→
←

**ストレス反応**

**認知（自動思考）**

「その話、何度も聞いたよ」「早く仕事に戻りたいな」「わたしだって結婚したいよ」「でも、やっぱりうらやましい……」

**気分・感情**

最初はうんざりして、イライラして、そのうち怒りになって、それから自分への無力感を感じた

**身体反応**

胃のムカムカ
頭がボンヤリ
家に帰ってから勝手に涙が出てきた

**行動**

ニコニコ笑って最後まで話を聞いた。その後家に帰って、思いっきり枕を壁にぶつけた

## 太郎さんのまとめ

**ストレッサー**

企画書の書き方について、突然ルールを変えてダメ出しをしてくる上司

→
←

**ストレス反応**

**認知（自動思考）**

「ルールを変えたら説明するのが上司の仕事だろ」「でも、言っていることはまちがっていないかも」「こんな上司も自分自身もいやになった」

**気分・感情**

ムカつき、
怒り、イライラ、
無力感、
最後には自己嫌悪

**身体反応**

胸がムカついて、呼吸が速くなり、頭がカッと熱くなって、手足は逆に冷たくなった

**行動**

黙って上司の話を聞いたが、定時に退社してヤケ酒飲んでふて寝した

## 日常的にストレスを観察しよう！

以上でLesson1は終了です。

ここでは、「ストレス」と呼ばれるものの構造と、そのモニタリング（観察）の方法について紹介しました。とくに、**STEP1〜STEP7はとても重要なワークですので、何度も繰り返し実践していただきたいです。**

わたしのところにきてくださるクライアントの方々には、週に3回はこのワークをお願いしています。**ストレスのモニタリングも練習あるのみ。**繰り返すたびに精度があがっていき、みなさん一様にその効果を実感されています。

「自分は、こういうことを言われると弱いんだ」「自分は傷ついたとき、こういう自動思考が出てきちゃうんだ」「上司のAさんがしょっちゅう登場するから、わたしはあの人が苦手なんだな」というふうに、自分のストレス傾向に気づくことができます。

そして、この**ストレスを知るという行為自体が、実はコーピングでもある**のです。

人は未知のもの、得体の知れないものを本能的に恐れますよね。自分を苦しめている「ストレス」の正体に気づけば、「なにも、この程度のことで悩まなくてよかったじゃん！」と「自分つっこみ」を入れ、ストレスをすっかり手放してしまえることもよくあります。

「ストレスを知る」というだけで、グルグルとした悪循環の環を断ち切り、そこから抜け出せることがあるのですね。

Ｌｅｓｓｏｎ２からは、いよいよコーピングに入っていきますが、並行してＬｅｓｓｏｎ１のセルフモニタリングも続けていきましょう。

今回のように、机の上にワークシートを並べて自分のストレス体験を振り返ることも大切ですが、より重要なのは、**「今・ここ」で起きていることにリアルタイムで気づくこと**。日常的にストレスに気づき、まだ生々しいうちにそれを観察する、これをぜひ習慣にしてください。それで終わりにせず、かならずワークシートに書き出していきましょう。

少し面倒に感じるかもしれませんが、「自分のストレスを知る」ことには、それだけの価値があるのです。

COLUMN

# ストレスと脳、そして
# コーピングの関係とは？

ストレスには、脳のなかの扁桃体《へんとうたい》と呼ばれる場所が密接に関わっていることが、さまざまな研究からわかってきています。恐怖や不安を感じると扁桃体が活発に動きだし、その指令で副腎《ふくじん》という場所から「ストレスホルモン」が分泌されます。これが、心拍数や血圧をあげるなどの身体反応を引き起こすといわれています。

さらに最近の研究では、ストレスホルモンのひとつである「コルチゾール」と呼ばれる物質が、脳のなかで記憶を司る海馬《かいば》の神経細胞を蝕み、うつ病の一因になる可能性も報告されています。

放置すると、脳の機能をも損なってしまうストレスですが、ここでもコーピングが有効に機能します。アメリカ・ミシガン大学の研究では、自分のストレスをしっかりと認知し、対処すること、つまりコーピングを行なうことで認知を司る前頭葉《ぜんとうよう》が活性化し、扁桃体の働きにブレーキをかけることもわかってきています。

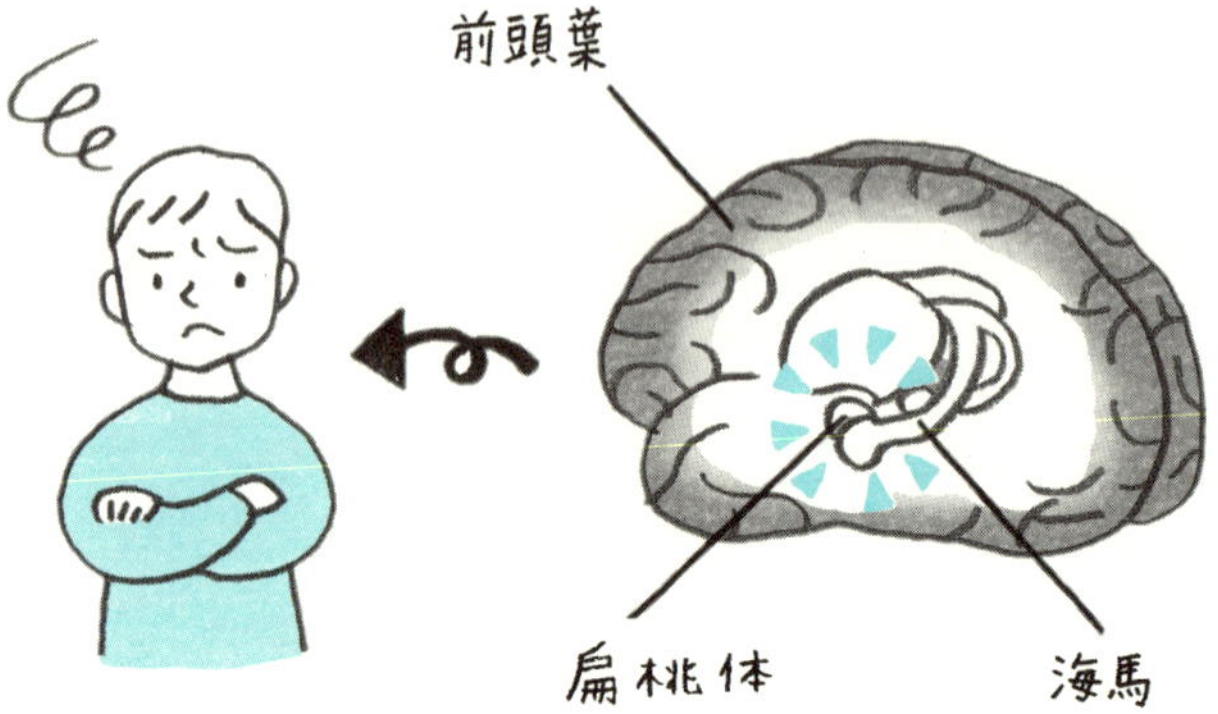

# Lesson 2

# コーピングでストレスから自分を助ける！

## ○コーピングとは、意図的に行なう自分助け

**Lesson2からは、いよいよコーピングに取り組んでいくことになります。**

コーピングとは、本書の冒頭でお話しした通り「ストレスに対する意図的な対処」のことです。簡単に言えば、「**この苦しさをどうにかしたい！**」と思って**なにかをすること**ですね。Lesson1で行なっていただいたセルフモニタリング（自己観察）のワークは、実はコーピングでもあるのだということもお話ししました。

もし、Lesson1でストレスの悪循環に気づき、自分の考え方、感じ方のパターンを理解することで、「問題が解決できた」と思うのであれば、Lesson2以降で紹介するコーピングは必要ないかもしれません。

モニタリングを繰り返せば、自然とストレスを感じにくい体質になっていきますし、わたしのクライアントのなかにも、モニタリングを習得した段階で、「もうこれ以上のワークはしなくて大丈夫」となるケースがときどきあります。

コーピングをわかりやすい言葉で表現するなら、「**自分助け**」です。生きていればかならずあるストレスを自覚・理解したうえで、自分で自分を助けることです。「好きな音楽を聴く」「美味しいスウィーツを食べる」「とにかく寝る」「走る」など、だれでもいくつかは思い浮かぶ「自分助け」があるでしょう。それを「**ストレスに対する対処**」**として意図的に行なっていくのであれば、すべてコーピング**です。

ストレス心理学の世界には、「コーピングは本格的ではなくとも、とにかくたくさん持っていたほうがいい」という考え方があります。立派なものじゃなくていいから、どんなに「**しょぼいもの**」でも、日常のなかで実践できる小さなコーピングをたくさんそろえておこうね、ということです。

その考え方に基づいてつくるリストを「**コーピングレパートリー**」と呼びます。**このコーピングレパートリーを軸にして、Lesson1で理解した「ストレス」に対処していくことがLesson2の目的です。**

コーピングレパートリーづくりでも、みなさんに多くのことを書き出していただくことになります。とはいえ、自分の「ストレス体験」を振り返ったLesson1に比べて、きっと楽しいものになるはずです。「あれもコーピング」「これもコーピング」

と考えているうちに、気がつけばストレスが消えているかもしれません。つまり、**「コーピングを考えること」が、すでにコーピング**だとも言えるのです。

なんだか、話がややこしくなってしまいましたが、**「コーピングは楽しいもの」**ということを覚えておいてください。

最後に、もうひとつだけお話しします。それは、**ストレス反応のなかでコーピングが有効なのは、「認知（自動思考）」と「行動」だけ**ということです。

社会と断絶しない限り、「ストレッサー」と無縁でいることは不可能です。わたしたちは、自分の意思で自分のいる環境や人間関係を変えることができませんし、もしすべてをリセットしたとしても、また新たなストレッサーが生まれるはずです。

そして、「気分・感情」と「身体反応」はコントロールできません。「しあわせな気分でいよう！」と決めても、まわりの環境からイライラしたり、緊張して胃が痛くなったりするのは防ぎようがありません。

だからといって、がっかりはしないでください。

4つのモデルは密接な相互関係にあります。**「認知」と「行動」が変われば、かならず「気分・感情」と「身体反応」もそれに合わせて変化していく**ものなのです。

# 自分助けならすべてコーピング！

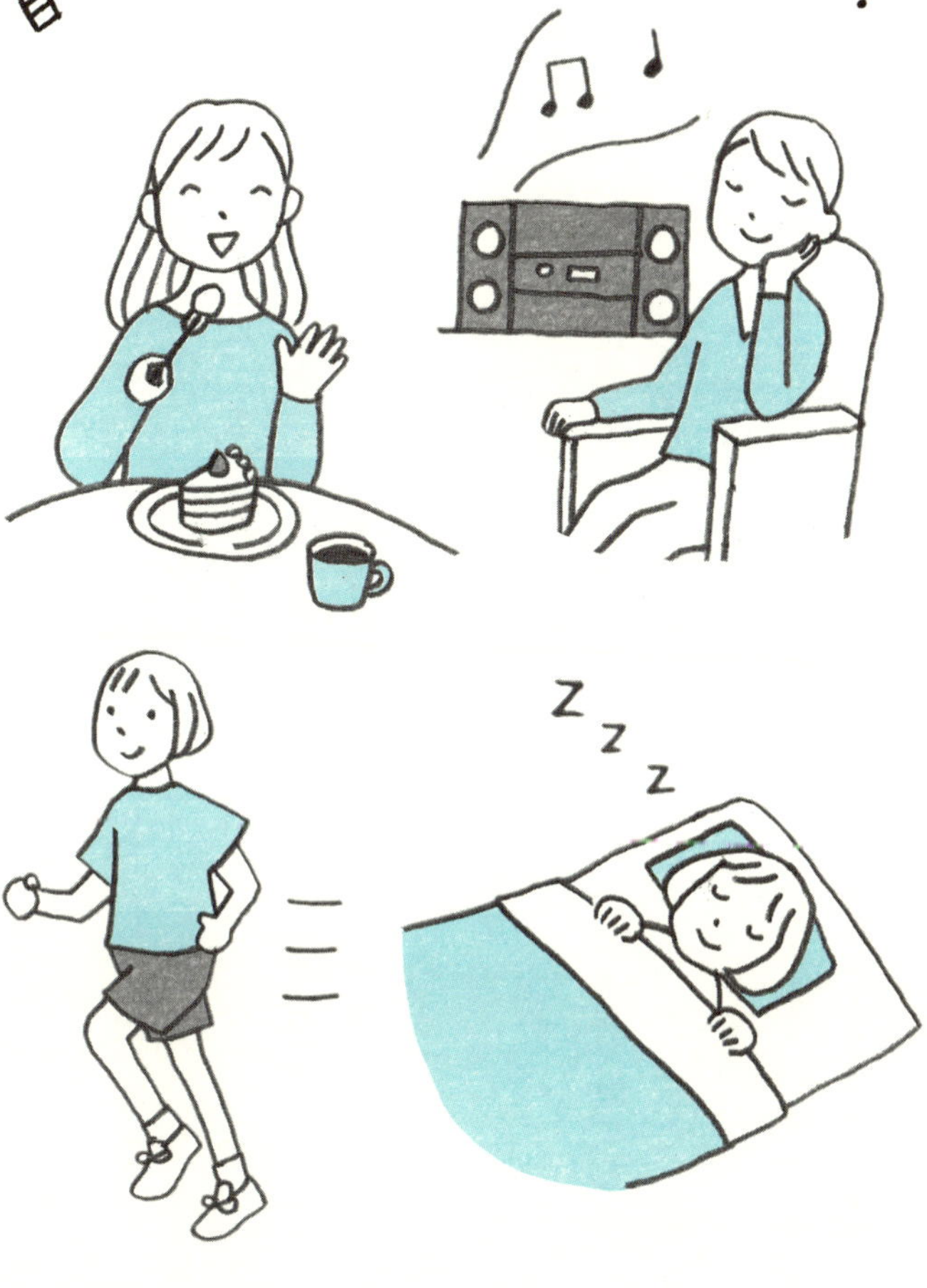

# コーピングは質より量！

**コーピングレパートリーとは、「手持ちのコーピングすべて」のこと**です。

どんなに「しょぼいもの」でも、とにかく数を増やすことがコーピングの鉄則だとお話ししましたね。つまり、「**質より量**」と言いかえることもできます。わたしはいつも、「レパートリーを100個はつくってください」とお願いしています。

では、なぜ質より量なのでしょうか。

それは、**たくさんあれば**「**選べる**」からです。職場、学校、家庭、友人関係など、わたしたちは生きているだけで、いくつものストレス環境にさらされています。それによって引き起こされるストレス反応もさまざま。

そのなかで、「今回はこれを試そう」「前回はこれを使って効果がなかったから、今日はこっちを試してみよう」というふうに、**ストレスに応じてさまざまなコーピングを試してみることが大切**なのです。

コーピングがたくさんあれば選べる!

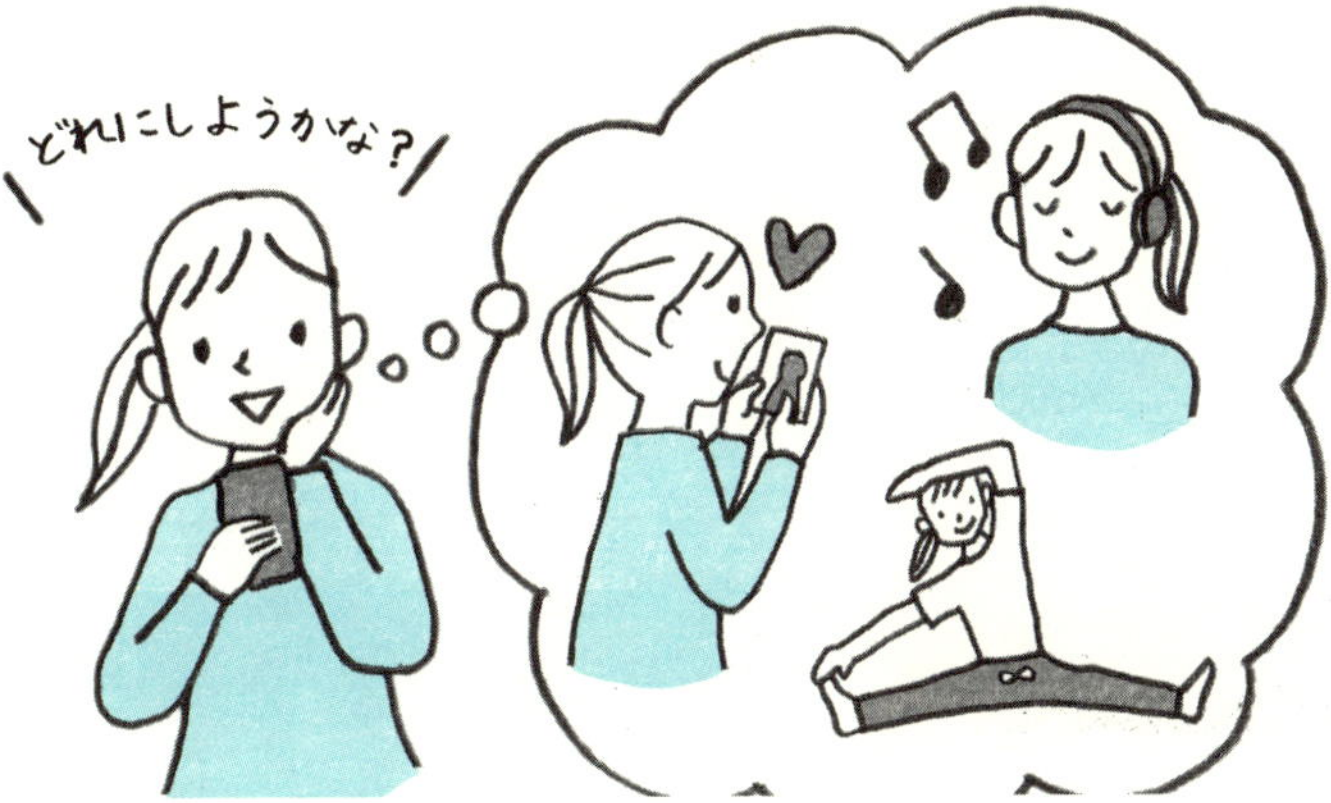


**選べるということは、依存しないですむということ**にもなります。たとえば、「ポテトチップスを1袋食べる」というコーピングを試してみたら、最初は落ち着いて気分が晴れるかもしれません。でも、次も同じ効果を得られるとは限りませんよね。

そうなったときにレパートリーがとぼしいと、そのコーピングにしがみつき、1袋が2袋、3袋……となり、健康を損ない、高血圧、糖尿病などの症状や疾患を悪化させることにもなりかねません。

その点、100個もレパートリーがあれば、1個がダメでも残り99個あります。**「あれがダメなら、こっち」**とさまざまなコーピングを当てはめていき、最適な効果を発揮するものを見つけられます。

こうお話しすると、**「『しょぼいもの』ってどれくらいまで含まれるの？」**と思われるかもしれません。**その答えは「なんでも」**です。

「ボールペンの数を数える」「夕食時に飲むビールのことを想像する」「プチプチをつぶす」「手を洗う」「大きくため息をついてみる」など、それが少しでも自分助けになるのなら、ぜひレパートリーに加えてください。

「鏡の前で笑顔をつくってみる」というのもコーピングとしては効果的です。楽しくなくても無理やり笑ってみる。「楽しいから笑うのではなく、笑うから楽しくなる」という理論は、心理学でも認められていますから。

わたしのクライアントでは、カバンのなかにかならず靴下を1足常備して、いやなことがあったら穿きかえるという方もいましたね。「靴下と一緒に気持ちも穿きかえられる」と言っていましたが、これはなんとなくわかる気がします。

コーピングを試していくために注目したいのが、**「時間とお金のコスト」**です（コーピングのコストについては、P60で詳しくお話しします）。「映画を観にいく」「ショッピング」「友だちとランチ」などは、お金や時間がそれなりにかかりますので、すぐに試せるとは限りません。その点、**いつでもどこでも、すぐに試せるローコストなコーピング**をたくさん用意しておけば、「これがダメなら、今度はこっち」というふうに、次から次へとトライしていくことができます。

たとえば、「好きなタレントの顔を思い浮かべる」「いってみたい国の写真を眺める」「その場でストレッチ」などは、時間もお金もかかりませんね。

やはりわたしのクライアントの例ですが、「ブタの真似をしてみる」というコーピングをレパートリーに加えられた方もいました。リストには入れたものの、あまりにバカらしくて実際に試してみたことはないけれど、リストを見るたびに「なんでこんなものを入れたんだろう？」とつい笑ってしまうそうです。だとしたら、それも立派なコーピングの効果ですよね。

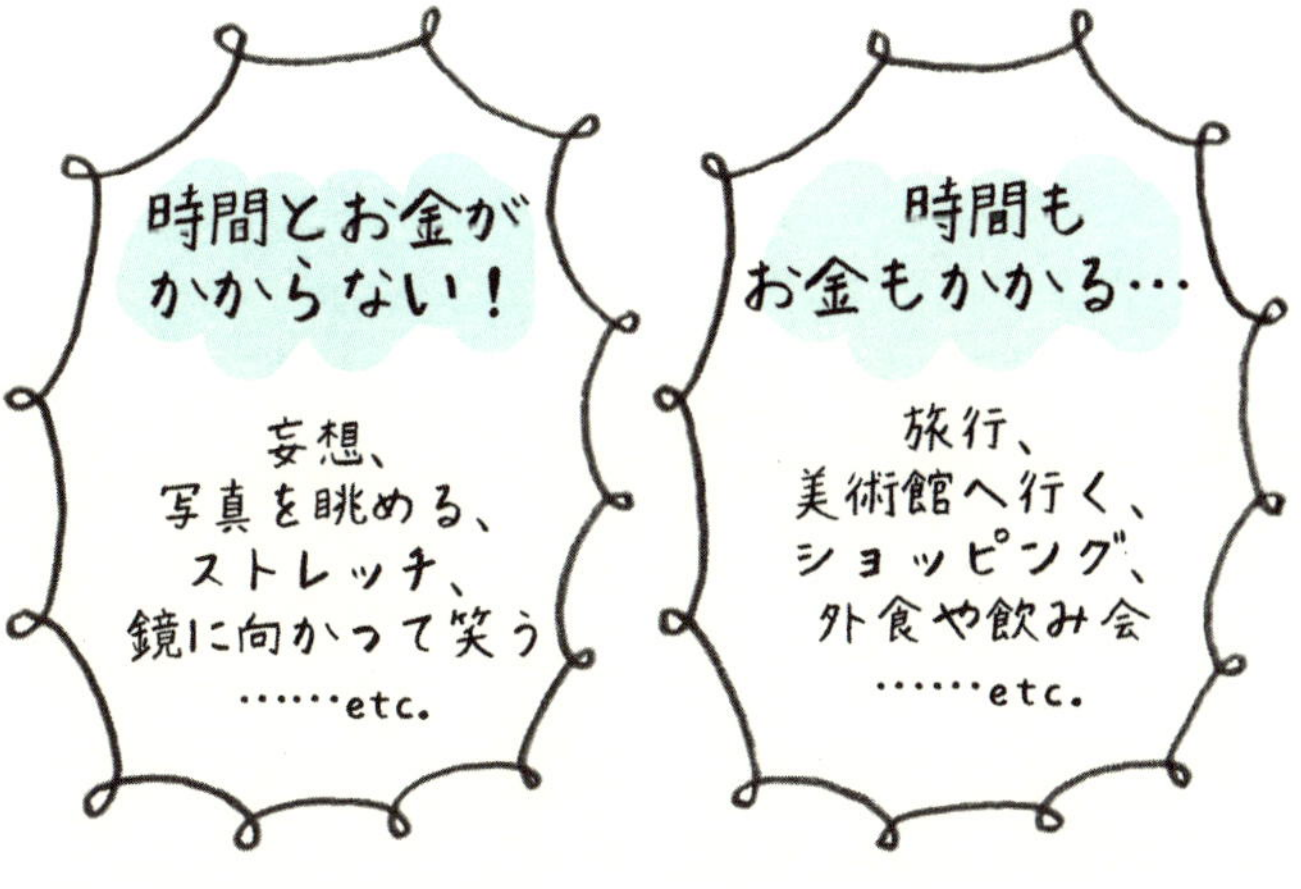

## ○コーピングの「効果」と「コスト」を考えよう

コーピングとは「ストレスに意図的に対処すること」であり、「その条件を満たせば、すべてがコーピング」です。

**「ヤケ酒もコーピングなの？」「人に八つ当たりしてもいいの？」**という質問をされることがありますが、もしそれらを「自分助け」のために意図的にやっているのであれば、ひとまずコーピングと理解していいでしょう。

また世の中には、リストカットや食べ吐きを繰り返す人がいます。本人にとっては「生きている感覚を得るため」「一瞬、スッキリするため」にリストカットをするのであり、「ダイエットのため」に食べ吐きをするのです。これらも自分助けと考えれば、コーピングとしてもよいでしょう。

でもみなさんには、「ヤケ酒」や「八つ当たり」、さらには「リストカット」や「食べ吐き」をコーピングレパートリーに加える前に、ぜひ、**もっと楽しく、健康的で、負担の少ないコーピングを選んでいただきたい**と思います。

**そのための、「コーピング選びのコツ」を2つ紹介します。**

**コーピング選びのコツ・その1：「コーピングの効果」**

コーピングでは、**短期的な効果と長期的な効果**を考える必要があります。

「ヤケ酒」は、いやなことを忘れるための手段としてはメジャーですよね。道ばたで酔いつぶれている方もめずらしくありませんし……。また「リストカット」などは、経験者に聞くと、場合によってはかなりのコーピング効果が一時的にあるそうです。

しかし、それらのコーピング効果はすぐに終わります。より強い効果を求めるために、「ヤケ酒」なら酒量が増え、アルコール度数の高いお酒を求めるようになるでしょう。「リストカット」であれば、より大きく、深く自分を傷つけなければ満足感を得られなくなってしまいます。

つまり、**継続的に効果を求めるために、どんどんエスカレートしてしまう**のです。

**コーピング選びのコツ・その2：「コーピングのコスト」**

**コストとは、お金、時間、健康、対人関係など、さまざまなものを含みます。**

たとえば、「高級ブティックでショッピング」というコーピングはどうでしょう。

もちろん満足感は大きいかもしれませんが、「お金」というコストがかかります。

わたしは温泉が好きなのですが、温泉旅行にいけばお金がかかるし、それなりの時間もとられますから、そう頻繁にはいけません。

そのかわりにわたしは、「温泉旅館のパンフレットを眺める」「温泉旅行の写真を見る」「過去の温泉旅行を思い出す」「次にいく温泉旅行のプランを練る」などをコーピングとして実践します。どれも無料ですし、時間もほとんどとられません。実際に温泉旅行にいくことに比べたら、なんというコストパフォーマンスのよさでしょう。

だからこそ、たまに温泉につかって「あぁ気持ちいい！」と叫んだり、家族や友だちとリラックスした雰囲気のなかですごしたりすることで、とても大きなコーピング効果を得られるのです。言ってみれば、リアル温泉はとっておきの隠し玉。

このように、コストのかからないコーピングをそろえることで、高コストのコーピングがより効果を増すという側面もあります。

**コーピングを選ぶときは、どれだけお金や時間がかかるのか、健康を害さないか、だれかとの関係が悪化しないかというコスト面を意識するようにしてください。**

そこで再び「ヤケ酒」「八つ当たり」「リストカット」「食べ吐き」などを振り返ると、

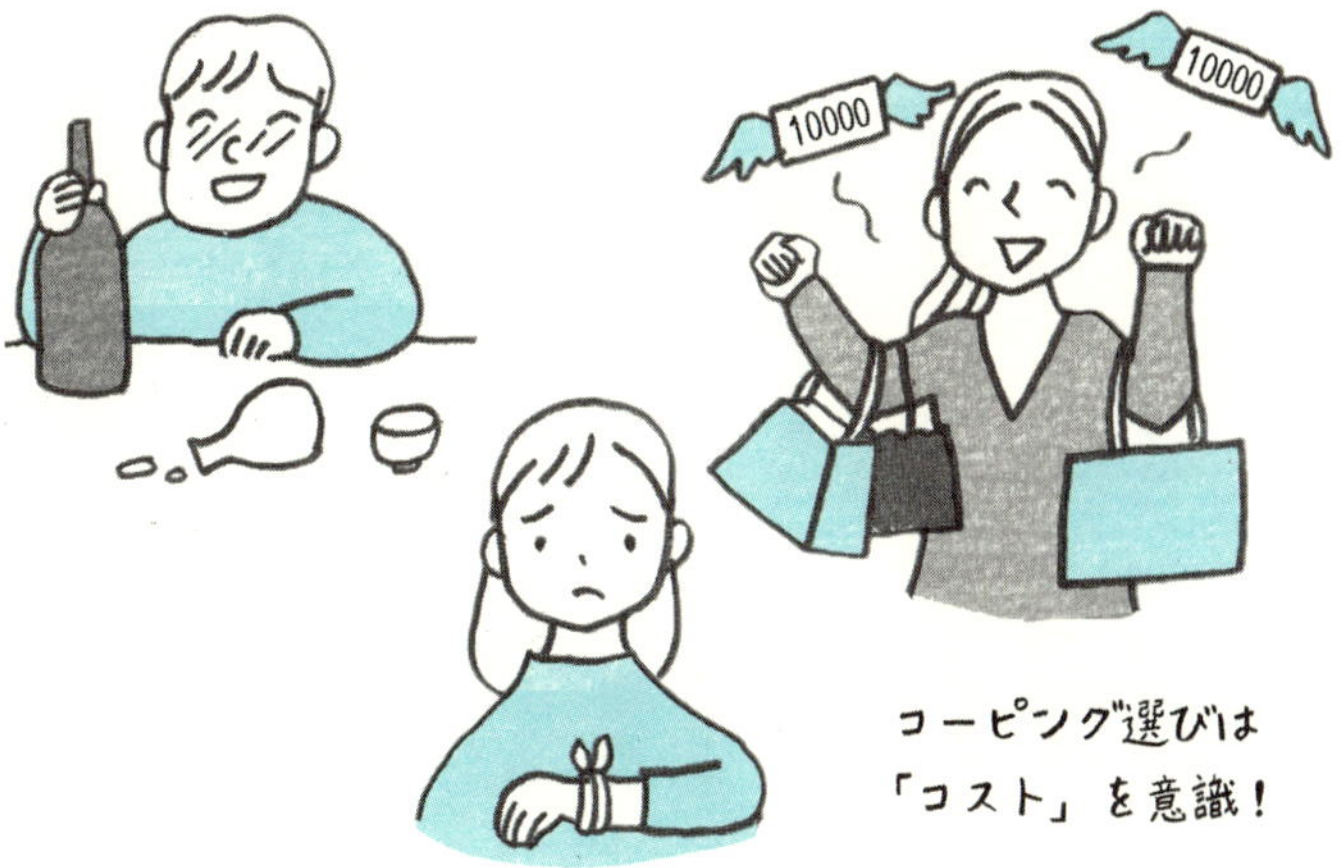


非常に高コストであることがわかります。「ヤケ酒」は時間とお金、さらには健康と対人関係を損なう可能性があります。「八つ当たり」を繰り返していたら、人がどんどん離れていってしまうでしょう。「リストカット」や「食べ吐き」は、体中に残る無数の傷痕や不健康にやせてしまうなど、「健康」を大きく損ねてしまいます。

効果とコスト、その両方を考えたうえでコーピングを選びましょう。

**わたしがおすすめするハイパフォーマンスなコーピングは、ズバリ「妄想」です。**「三浦春馬君が自分の息子だったらどんなに素晴らしいか」なんてことを考えているだけで、心からいやされますよ（笑）。

## 焦点を問題に当てるのか、感情に当てるのか

コーピングには、**「問題焦点型」**と**「感情焦点型」**の2種類があります。

**問題焦点型のコーピングとは、ストレス反応を引き起こす「ストレッサー」自体に働きかけるもの**です。たとえば、新しく配属された職場が苦痛だとします。仕事内容、いそがしさ、人間関係など、問題はさまざまでしょう。そんなときに、部署を変えてほしいと会社に直訴したり、仕事量を減らしてもらえるように訴えたりして、「ストレッサー」を根本から解決するためのコーピングが問題焦点型です。

一方、**感情焦点型のコーピングとは、悲しみ、苦しみ、怒り、不満などのストレス反応に目を向け、それを緩和するもの**です。とくに、ストレッサーが仕事関係の場合は、自分の力ではどうにもならないことも多いでしょう。そうした根本的な解決が難しい場合にとられるのが、こちらのコーピングです。

「カラオケでストレス発散」「エステでリフレッシュ」「同僚に愚痴を聞いてもらう」

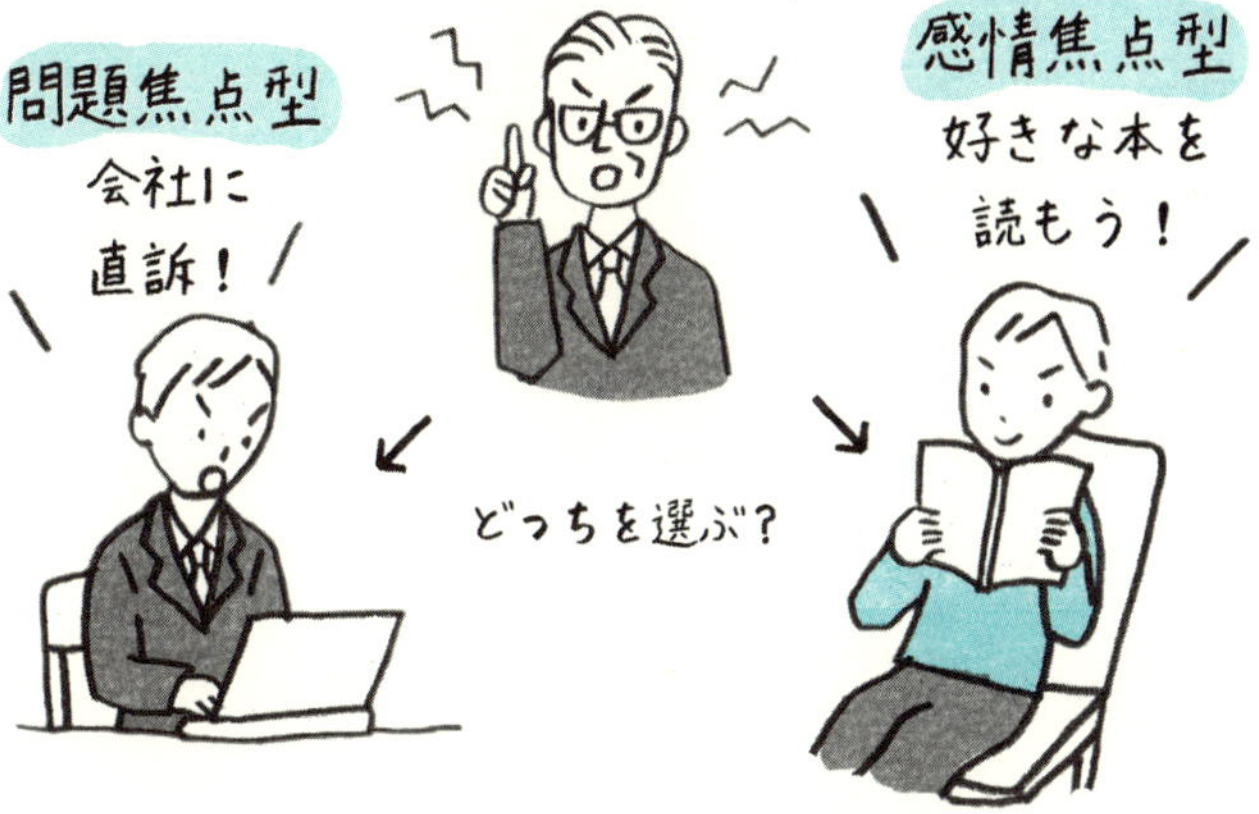
問題焦点型
会社に直訴！
感情焦点型
好きな本を読もう！
どっちを選ぶ？

「好きな音楽を聴く」「旅行にいくことを想像する」など、気持ちを整理することができればなんでもかまいません。

一見、ストレスを根本から解決する問題焦点型のほうが有効に思えますね。けれど、**問題焦点型ばかりを重視すると「面倒な人」になってしまいかねません。**「それくらい放っておけばいいじゃん」と思われるようなことでも解決しようとせずにはいられず、問題化させては、結局そのこと自体が新たなストレスを生むという、ストレスの悪循環におちいるパターンですね。

かといって、感情焦点型ばかりでも環境の改善は望めませんから、やはり2つのコーピングをバランスよく取り入れていくことをおすすめします。

## 考えるコーピングと行動するコーピング

前のページで紹介した「問題焦点型」と「感情焦点型」のほかにも、コーピングを分類する別の考え方があります。

それは、**「認知的コーピング」と「行動的コーピング」**というものです。

コーピングは、4つのストレス反応のモデルのなかで、「認知（自動思考）」と「行動」だけに働きかけるものだということはお話ししましたね。この2つだけが、自分で意識的にコントロールできるというのがその理由でした。

**ここで紹介する認知的コーピングとは「認知」に働きかけるものであり、行動的コーピングとは「行動」に働きかけるもの**となります。

といってもなかなかややこしいので、次のように考えてください。

**認知的コーピング＝頭のなかで考えたりイメージしたりするコーピング**

**行動的コーピング＝具体的な行動を伴うコーピング**

# 認知的コーピング

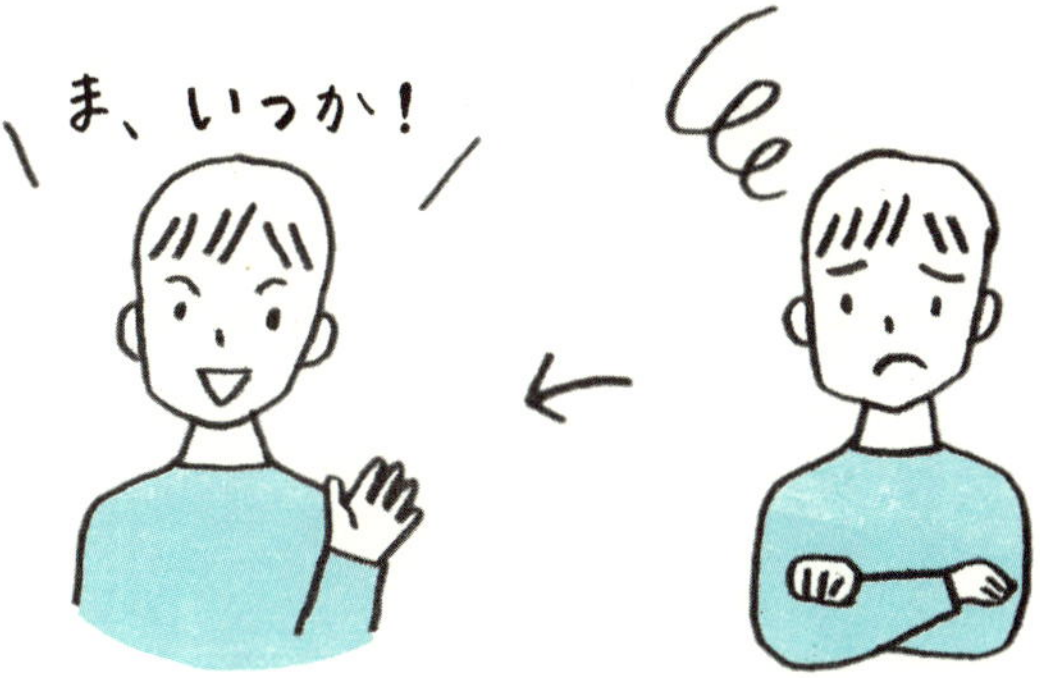


たとえばわたしたちは、なにか心配事やいやなことがあったときに、「考えても仕方ないか。気にしない！」と気持ちを切りかえることがありますよね。失敗をしたときに「次、頑張ろう！」と自分をはげましたり、「やれることはやったよ」となぐさめてみたり、あるいは、週末の楽しい予定を考えたり、恋人のことを想像して気分を変えることもあるでしょう。**これらはすべて認知的コーピング**です。

また、だれかの行動に対して怒りの感情を持ったとします。それについて、「自分のことを考えてしてくれたのかもしれない」「あの人にもいいところがある」など、**ストレッサーそのものについて「思い直し」をすることも認知的コーピング**になります。

ただし、これらを無意識に行なうのではなく、**意識的に「自分助け」として行なうことが大切**です。コーピングとは、「ストレスに対して意図的に対処すること」でしたね。

一方、「スポーツで発散する」「音楽を聴いてリラックスする」「カラオケで熱唱する」「お風呂にはいる」「大声で怒鳴ってみる」「思いっきり泣く」などは、**すべて行動的コーピング**となります。

あれ？　怒鳴る、泣くなどは、ストレス反応における「行動」や「身体反応」の代表例ではありませんでしたっけ？

そうです。**つい怒鳴ってしまった、泣きたくないのに泣いてしまったなどのストレス反応も、「あえて」怒鳴ってみたり、「あえて」泣いてみたりするのであればコーピングになる**のです。女性なら（男性でも）、「会社のトイレでひと泣きしたら、すっきりした」というような経験があるのではないでしょうか。

あるいは、家事を手伝ってくれない旦那さんにイライラしていたとします。

どうすれば旦那さんが手伝ってくれるようになるのか、頭のなかで作戦をたてるのは認知的コーピングですが、その作戦を実行に移したら（「自分が大変なことを率直に訴える」「分担表をつくる」など）、それは行動的コーピングになります。このように、認知的コーピングから行動的コーピングに移行するのもよくあることです。

次のページから、認知的コーピングと行動的コーピングの具体例をあげてみました。ほかにも例は無数にありますが、イメージはつかんでいただけるかと思います。それぞれ、ざっくりとしたカテゴリーに分類してみましたので、そちらも参考にしてくださいさい。わたしがつくったカテゴリーですので、みなさんが自分なりの分類をつくってみてもいいですね。

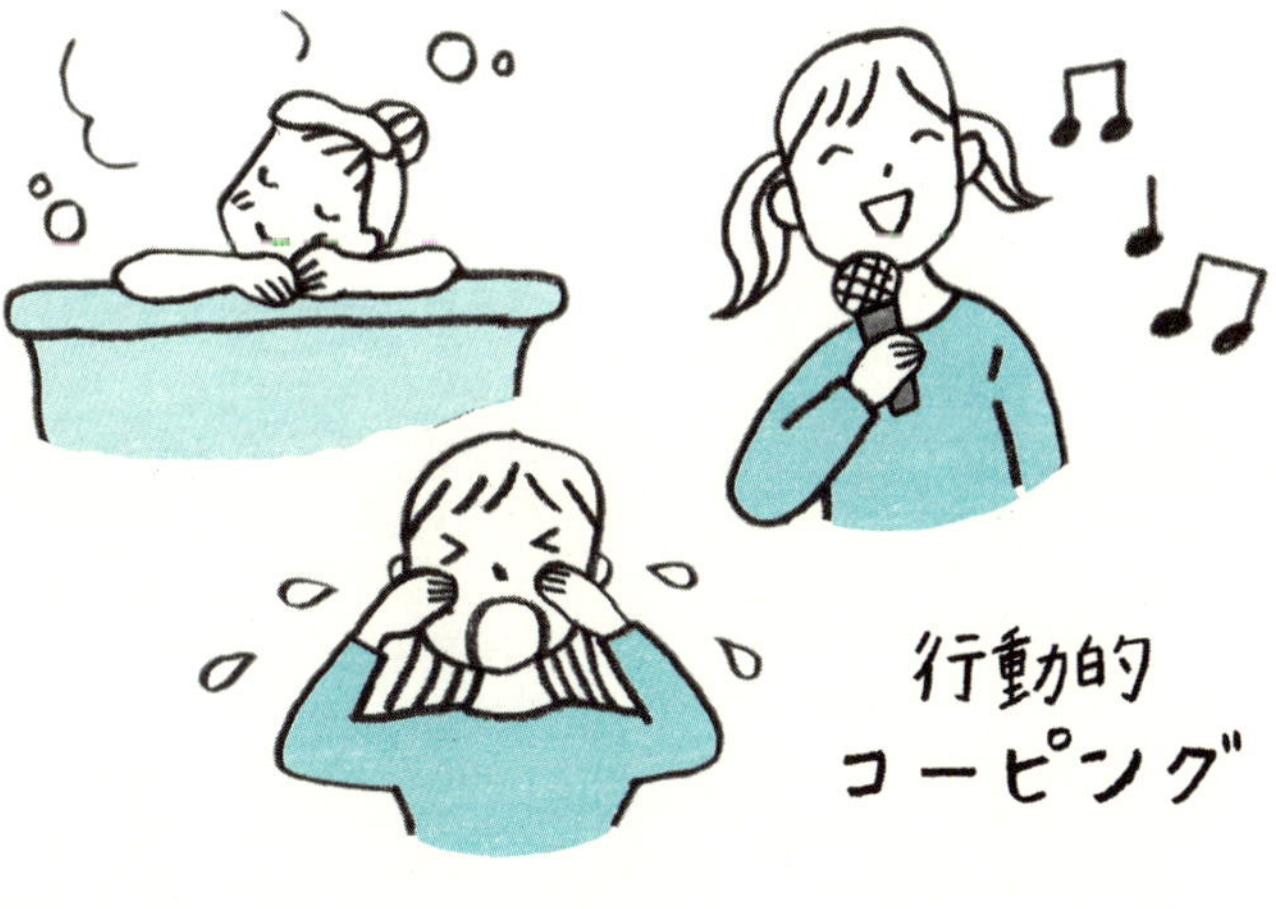

# 認知的コーピングってこんなこと！

## 好きなものをイメージ

大好きな人、あこがれのアイドル、なつかしい故郷の町並み、毎年恒例の祭、いってみたい国の景色、好きな食べ物や飲み物、お気に入りの映画のワンシーン、趣味を楽しんでいる自分、ペットとたわむれる自分、一度触ってみたかった動物に触っている自分……などをイメージする

## 思い出にひたる

楽しかった旅行、言われてうれしかった一言、恋人と交わした会話、死んだおばあちゃん、子どもの頃に遊んだ場所や友だち……などを思い出す

## 自分をねぎらう

「大丈夫だよ」「大変だったね」「頑張ったね」「よくやったよ」「疲れてない？」「少しやすんだら？」「もう頑張らなくていいよ」

## 妄想にふける

いきたい国、見てみたい絶景、住んでみたい町、観てみたいライブ、あこがれの人とのデート、スポーツカーでドライブ、町で見かけたイケメンや美女の顔、イケメンや美女になった自分、モテモテの自分、スポーツで活躍している自分、仕事で大成功をおさめている自分……などを妄想する

## 身体感覚に注意を向ける

頭の感覚、心臓の鼓動、胸の上下運動、呼吸、肩から背中にかけての重さや軽さ、背もたれに当たる背中や腰の感覚、手の重さや軽さ、座面に当たるお尻の感覚、手足の冷たさや温かさ、地面を踏みしめる感覚……などに注意を向ける

## だれかのせいにしてみる

「もうやってられない！」「ぜんぶあいつのせいだ！」「自分は悪くない！」「自分は正しいことをした！」「〇〇のバカヤロー！」「やめちまえ！」

### 考え方を変えてみる

「プラスの面に目を向けよう」「これくらいですんでよかった」「引き出しが増えた」「逆にラッキーだった」「いい勉強をさせてもらった」「自分のためを思ってくれたのかもしれない」「あの人にもいいところはある」「前に助けてもらったからこれでおあいこ」「自分も他人のことは言えない」

### あきらめる・忘れる

「もうどうしようもない」「打つ手がないから仕方ない」「考えても意味がない」「この件は忘れる方向で……」「さっさと次のことを考えよう」

### 問題を整理する

頭のなかを整理する、原因と対策を分析する、解決できるのか、できないのかを見極める、今できることを考える、優先順位をつける

### 人とのつながりを確認

「あの人なら相談に乗ってくれる」「あの人もあの人も力になってくれる」「いつでも連絡がとれる」「なにがあっても家族だけは味方」「支えてくれる恋人もいる」「親友と呼べる人もいる」「ペットも話し相手になってくれる」「自分はたくさんの人に囲まれている」「仲間が大勢いる」「自分はひとりじゃない」

### 受け入れる

「ま、いっか」「起きちゃったものは仕方ない」「こういうもんだよ」「だからどうした」「どうってことない」「なんとでもなる」「なるようになる」「なるようにしかならない」「気にしない気にしない」「次、頑張ればいいじゃん」「きっと笑えるようになる」「そのうちいいことある」「ドンマイ！」

### 自分をほめる

「頑張っているよ」「よくやっているよ」「よくここまでできたね」「すごいね」「みんな評価してくれているよ」「もう少しだけ頑張ってみる？」

# 行動的コーピングってこんなこと！

## どこかへいく

公園、神社、お寺、映画、本屋、図書館、CDショップ、遊園地、テーマパーク、デパート、ショッピングモール、ハイキング、登山、ドライブ、キャンプ、旅行、ライブ、フェス、ウィンドウショッピング、近所を散歩、となりの町まで歩く、服を買いにいく、ペットと散歩

## だれかと交流する

だれかに悩みを聞いてもらう、世間話をする、電話をする、ランチに誘う、飲みに誘う、趣味を一緒に楽しむ、LINEやSNSでつながる

## 食べたり飲んだり

お茶やコーヒーをゆっくりいれる、手間のかかる料理をつくる、はじめての料理に挑戦する、専用の食器で丁寧に味わう、新商品を試してみる、はじめての店にいく

## 見る・眺める

旅行の写真、いきたい国の写真、美しい景色をインターネットで検索、好きなアイドルやタレントの画像、ペットの写真、恋人や家族の写真

## いやしを得る

お風呂にはいる、アロマやお香をたく、マッサージにいく、瞑想する、大きく深呼吸する、いつもより遅く起きる、絵を描く、詩を読んだり書いたりする、鏡に向かって笑顔をつくる、思いっきり泣いてみる、「大丈夫だよ」と言ってみる、自分を抱きしめてみる

## 自然に触れる

花や植物を育てる、庭や道ばたの植物や花を眺める、公園の樹木に触る、木々のざわめきに耳をかたむける、石を裏返して虫を探す、立ち止まって頬で風を感じる、花屋へいく、植物園にいく、海や山へいく、青空と雲を眺める、夕陽が沈むまで見続ける、星空を見る、流れ星を探す、雨音を聞く

### ダラダラしてみる

テレビを観る、DVDを観る、本を読む、コミックを読み返す、ファッション誌を眺める、音楽を聴く、インターネットをする、二度寝・三度寝をする、LINEやSNSで時間をつぶす、お菓子を食べてひたすらゴロゴロする、一日中ベッドの上ですごす

### 無意味なことをやってみる

ヘンな顔をしてみる、部屋のなかをグルグル回る、メチャクチャなダンスをする、人のいないところで奇声を発する、紙を細かくちぎる、りんごの皮を細くむく

### 家事をする

掃除、洗濯、洗濯物を干す・たたむ、料理、窓ふき、換気扇の掃除、本棚の整理、クローゼットの整理、衣替え、棚の下をふく、冷蔵庫の整理、調理道具の手入れ、庭に水をまく、花を生ける、インテリアを替える、壁紙を替える、寝具を替える、食器を一新する、断捨離をする

### 趣味を楽しむ

釣り、サーフィン、サイクリング、サバイバルゲーム、ツーリング、キャンプ、スキー、スノーボード、囲碁・将棋、プラモデル、俳句、楽器、カメラ、折り紙、絵を描く、編み物をする、カフェめぐり、神社・お寺めぐり、お城めぐり、アクセサリーづくり、バードウォッチング、天体観測

### 体を動かす

散歩、ウォーキング、ジョギング、腕立て伏せ、腹筋、スクワット、ストレッチ、ヨガ、曲に合わせてなんとなく踊る、どこまでも真っすぐ歩いてみる

### 発散する!

ベッドをなぐる、枕を壁に叩きつける、棒を振り回す、号泣する、大声で笑う、大声で歌う、新聞紙をやぶる、シャドーボクシングをする

## ◯コーピングレパートリーをつくろう！

それでは、いよいよコーピングレパートリーづくりに取り組んでいきましょう！
でもその前に、これまでのおさらいをしてみたいと思います。

**「問題焦点型」と「感情焦点型」**

ストレッサー（環境）に働きかけ、ストレスを根本的に解決するコーピングが問題焦点型。ストレス反応（とくに気分・感情）に目を向けて、それを緩和するコーピングが感情焦点型でした。どちらもバランスよく取り入れることが大切でしたね。

**「認知的コーピング」と「行動的コーピング」**

コーピングには、「認知」に働きかける認知的コーピングと、「行動」に働きかける行動的コーピングの2種類がありました。**認知的コーピングは、頭のなかで考えるもの**です。現在の状況を改善するためにどうしようと考えるものから、「ま、いっか！」

と気持ちを切りかえるものまでありました。**行動的コーピングとは、実際の行動を伴うもの**です。こちらも、現状の改善のために行動するものから、「とりあえずカラオケでストレス発散！」などまでありましたね。

分類を意識しすぎる必要はありませんが、書き出したコーピングレパートリーをあとから眺めてみれば、自分のコーピングの傾向がわかるかもしれません。

そしてもうひとつ、忘れてはならないのが、「**質より量**」**という鉄則**です。どんなにささいなコーピングでも、とにかく数多く集めることが大切でしたね。その理由は、「**選べることが大切**」だからでした。

以上のおさらいをしたうえで、レパートリーづくりに取り組んでみましょう！こちらもやはり、巻末（P186）にワークシートを用意しています。それをコピーしてお使いください。

また、次のページから、コーピングレパートリーの例をあげてみましたので、そちらもぜひ参考にしてみてくださいね。

## 花子さんのコーピングレパートリー

スウィーツを食べる　デパートへいく

好きなCDを聴く　散歩をする　泣く（号泣）

ゆっくりと走る　アイスクリームを食べる（バニラ）

母親に電話する　お姉ちゃんにLINEで愚痴を言う

お香をたく　ミステリーを読む　野菜を刻む

凝ったお料理をつくる　紅茶をゆっくりといれる

海外ドラマのDVDを観直す

卒業旅行の写真を眺める　ハワイの海を思い描く

猫の画像を検索する　猫を飼うことを想像する

たくさんの猫といる自分を妄想する　マッサージへいく

サーフィンをはじめた自分を想像する

部屋の掃除　本棚の本をジャンルごとに並べ直す

布団を干す　取り込んだばかりの布団に倒れ込む

子どもに戻っておばあちゃんの顔を思い浮かべる

「大丈夫だよ」と言ってみる　自分を抱きしめる

「たいしたことないよ」と思う　枕をなぐる

雑誌の占いページを読む　ネイルを研究する

お風呂のなかで雑誌を読む　ヒールの靴を履く

## 太郎さんのコーピングレパートリー

ビールを飲む　少し高めのクラフトビールを飲む
ひとり飲み（週末は昼から！）　飲み屋を検索
けん玉をやる　プランターに水をやる
瞑想する　息子と遊ぶ　息子の写真を見る
息子と虫取りにいくことを妄想する
釣りにいく　釣りにいくことを妄想する
お気に入りの映画の名シーンを観直す
カレーをつくる　餃子を焼く　麻婆豆腐をつくる
妻と雑談　息子を抱っこする　筋トレをする
ストレッチをする　コンビニへいく
部屋を軽く掃除する　ちょっと寝る　新聞を読む
本棚から適当な本を出してつまみ読み　英語の勉強
コーヒー豆を挽《ひ》く　コーヒーをゆっくりいれる
偉人の伝記を読む　ネットの名言サイトを眺める
住宅街を歩く　いろいろな家を眺める　靴を磨く
YouTubeでお笑い芸人のネタを観る　銭湯にいく
車のなかで思いっきり歌う　洗車をする
「ぜったいにうまくいく！」と口に出して言う

## ◯コーピングが思い浮かばなければ、細分化！

次々と思い浮かぶコーピングを書き出していくのは、楽しい作業です。あれもこれもと加えているうちに、あっという間にすごい数になっているでしょう。けれど、どうしても思いつかないという方のために紹介したいのが、**「細分化」の方法**です。

わたしはビールが好きなのですが、**「ビールを飲む」ということをコーピングレパートリーに入れたら、たったのひとつにしかなりません**。でも、「ビールの香りを楽しむ」も入れたら2つになります。「ビールの色を楽しむ」も入れたら3つですね。これを以下のように、どんどん細分化していきましょう。

**「ビールの味を想像する」「コンビニにいってビールを選ぶ」「プシュッ！と缶を開けるときの音を聞く」「ビールの色をじっくりと眺める」「グラスに注ぐときに漂う香りを楽しむ」「鼻から抜けていく香りを楽しむ」「後味に残る苦みの余韻にひたる」**

細分化で「質より量」を実現！

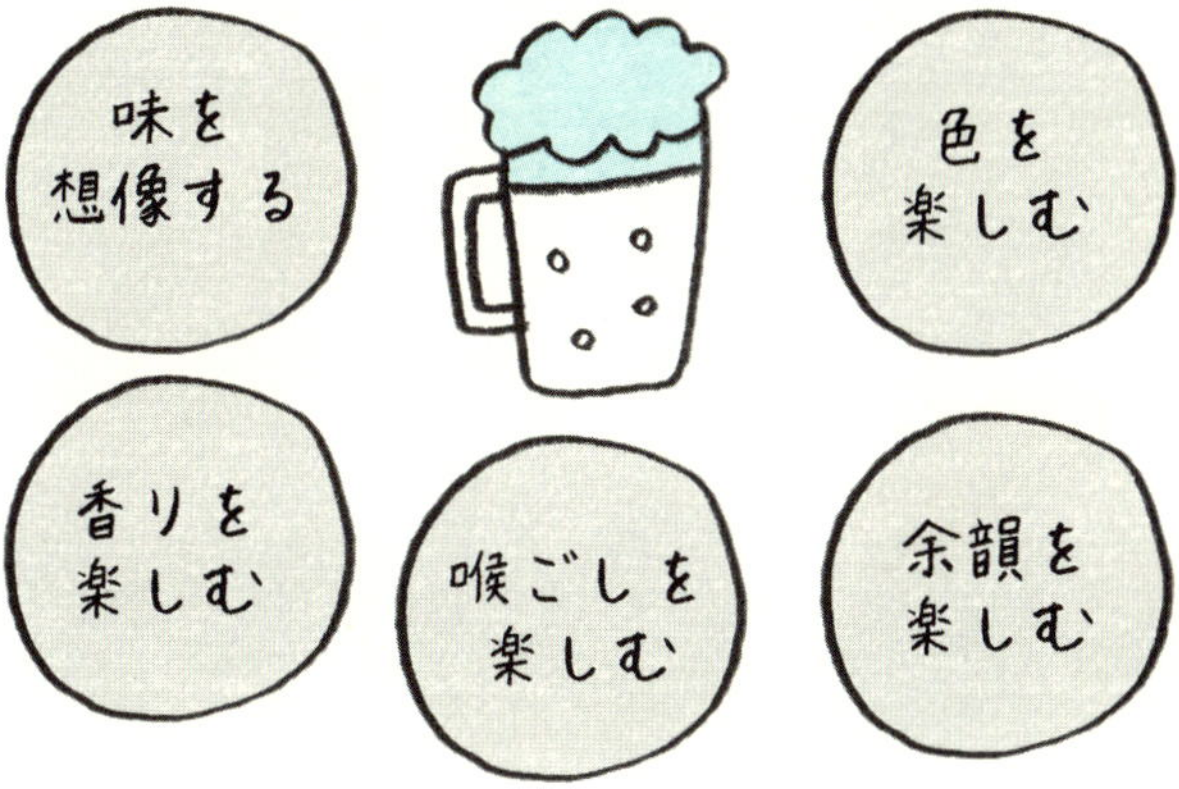
味を想像する
色を楽しむ
香りを楽しむ
喉ごしを楽しむ
余韻を楽しむ

いかがでしょう。**ビールだけで、7つになりました。**ほかにも、「大切なグラスを使ってみる」「ビールを飲みながら観る映画を選ぶ」など、いくつでも思いつきそうです。ちなみにわたしのお気に入りのビールは「シルクヱビス」。冷蔵庫の「シルクヱビスコーナー」では、常時キンキンにひえたビールがわたしを待っています。それを取り出すときのひんやりした感触！ああ、ビールが飲みたくなりました。

ビールのことを考える時間、準備する時間、味や香りを細かく味わっていくこと。そのひとつひとつがささやかだけど豊かなコーピングです。このように細分化していけば、**100個でも200個でもコーピングを思いつくことができる**はずです。

## コーピングレパートリーを持ち歩こう!

書き出したコーピングレパートリーは、いつでもストレスに対処できるように、**常に持ち歩くことをおすすめします**。

「今、自分はストレスを感じているな」と気づいたら、まずはLesson1のモニタリング（STEP1〜STEP7のワーク）を実践しましょう。ワークシートに書き出せればベストですが、その余裕がなければ頭のなかのワークシートを使ってもけっこうです。「最初にストレスをモニタリング」、この基本は絶対に忘れないでください。

**そこからが、コーピングレパートリーの出番**です。コーピングレパートリーを目の前に広げて、モニタリングし終えたばかりのホヤホヤのストレス体験と、効果のありそうなコーピングをマッチングさせていくのです。

コーピングレパートリーを持ち運ぶ方法は人それぞれですが、**お気に入りのクリアファイル**に入れている人が多いですね。あるいは、デジタル化して**スマートフォンや**

スマホに保存
クリアファイルに
入れて
単語帳を
ワークシートに

**タブレット**に保存している人もよくいます。

わたしのクライアントには、**単語帳をワークシートにしている方もいました。**1枚にひとつずつコーピングを書き込み、パラパラとめくる作業そのものにもコーピング効果がありそうです。

また、持ち歩くのではなく、目につく場所に貼っておいてもいいでしょう。これもクライアントの例ですが、会社の引き出しにコーピングレパートリーを入れておいて、上司に怒られるたびに引き出しを開けていたそうです。

とにかく、「**ストレスを感じる**」→「**モニタリング**」→「**コーピング**」という流れがスムーズに行なえればいいわけですから、自分に合った方法を選んでください。

**「このストレスには、どれを試そうか」とコーピングを選ぶ作業は、ワクワクする体験です。**ストレスを感じるたびにモニタリング＆コーピング。それを繰り返していくうちに、まるでゲームをしているような感覚になっていきます。

こうなればしめたもの。「よしよし、ストレスがきたぞ。今回は、あのコーピングを試してみよう！」と前向きにとらえ、ストレスから逃げずに向き合えるようにマインドが変化していきます。つまり、**ストレス体験を「コーピングのチャンス！」と思えるようになってくる**んですね。そのチャンスを逃さないためにも、コーピングレパートリーはいつでも取り出せるようにしておく必要があるのです。

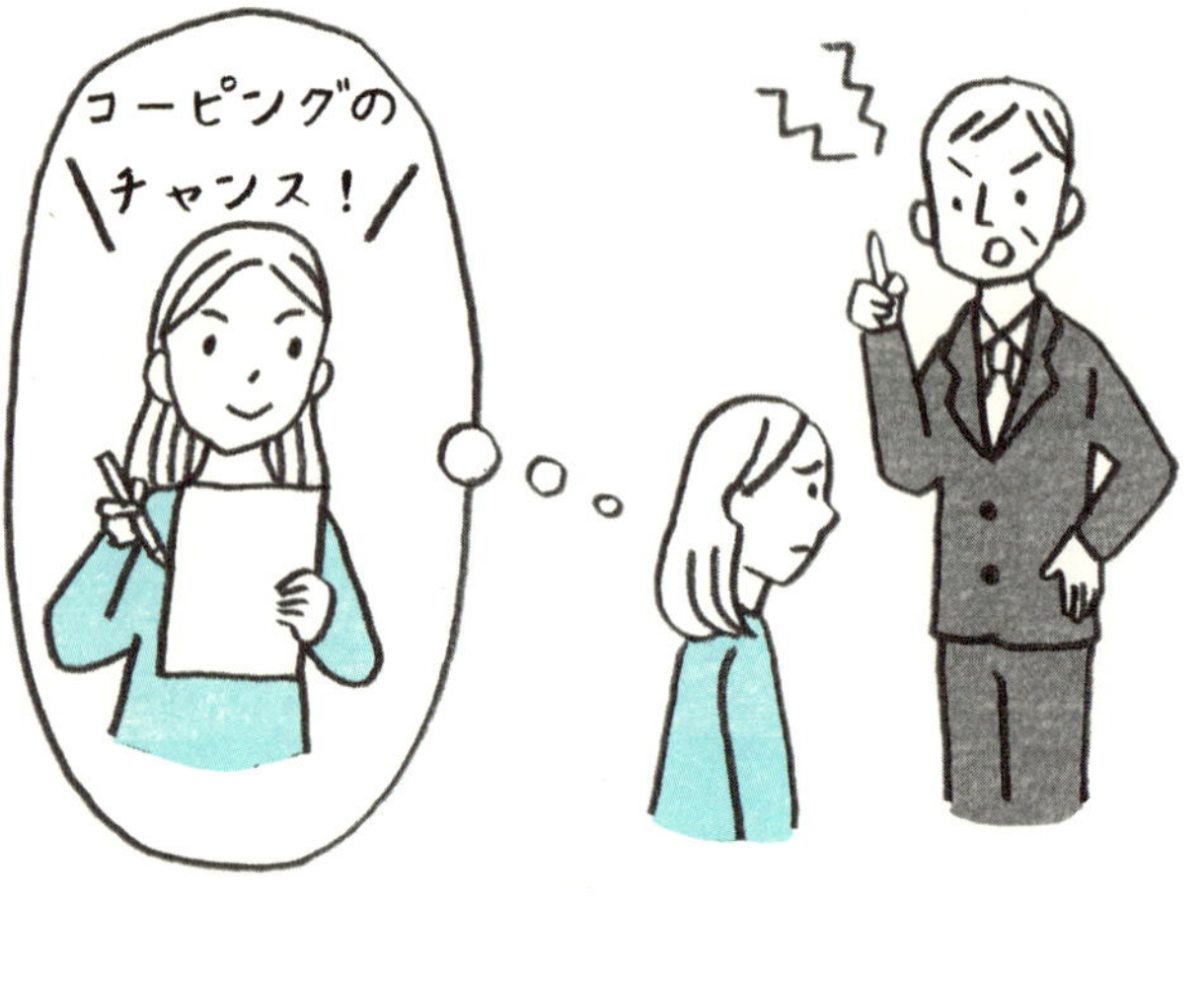

## コーピングは検証することが大切！

コーピングレパートリーは、何度も繰り返し検証していくことが大切です。一度試して終わりではなく、**さまざまなストレスとコーピングの組み合わせを試すことで精度があがります**。

そして、検証した記録はかならず残しましょう。わたしは、**100点満点で点数をつけること**をおすすめしています。

あるストレスに対しては40点だったコーピングが、別のストレスには80点かもしれません。「コーヒーを飲む」というコーピングをストレスでキリキリ胃が痛むときに使えば、症状を悪化させてしまうかもしれませんよね。けれど、怒りで頭に血がのぼっている状態をクールダウンするにはピッタリということもあります。

点数が低かったコーピングも、あきらめずに別の機会に試してみましょう。その記録を観察することで、よりきめ細かくコーピングが行なえるようになっていきます。

こうしてストレスとコーピングをマッチングさせていけば、「**このストレスにはこ**

**のコーピングが効果的**」というベストな組み合わせが見えてきます。

使い続けているうちに点数が低くなってきたコーピングは、少し寝かせてみて、効果が復活するのを待ってもいいですね。

逆に、最初は点数が低かったコーピングをねばり強く使い続けていくうちに、高得点を叩き出すようになるかもしれません。

さまざまなストレスに効果を発揮し、何度使っても効果が衰えない最強のコーピングが見つかることもあるでしょう。

できれば、コーピングを検証するたびに、「**コーピング日記**」をつけていきましょう。どんなストレスに対してどのコーピングを使ったのか、結果と感想、点数を書き込めるワークシートをP187に用意しました。

次のページに記入例も記していますので、ぜひ参考にしてください。

一言二言でもかまいません。コーピングを試すたびに空欄を埋めていきましょう。ストレスとコーピングのマッチングがどんどん早く、的確になっていくはずです。ぜひ毎日のコーピング記録に日記を役立ててください。

## 花子さんのコーピング日記

| いつ | どんなストレス体験？ | どのコーピングを使った？ | 結果と感想 | 点数 |
|---|---|---|---|---|
| 1/15 | 後輩に仕事のやり方を指示したら、「自分のやり方は違う」と言われた。 | 「たいしたことないよ」と思い、口にも出してみた。 | 本当にたいしたことなく思えてきたから不思議。言葉ってすごい！ | 80点 |
| 1/17 | 母親から「いい人はいないの？」と聞かれた。毎度の質問にイライラ。 | 猫を飼うことを想像してみた。 | ずっと独身で猫と暮らしている自分の姿が浮かんできて、落ち込んだ。 | 20点 |
| | | | | |

## 太郎さんのコーピング日記

| いつ | どんなストレス体験？ | どのコーピングを使った？ | 結果と感想 | 点数 |
|---|---|---|---|---|
| 1/12 | 同僚が出世した。自分だけ取り残されていくようで、焦りを感じる。 | ひとり飲み。仕事がらみのストレス解消はいつもこれ。 | いつもの飲み屋でいつもの酒。だいぶ効果がうすれてきた。金もかかる。 | 40点 |
| 1/18 | 妻から「自分ばかり育児をしている」と愚痴を言われた。 | 息子と遊ぶ。 | 妻に申し訳なく思えてきた。ちゃんと育児をしよう。子どもの力は偉大。 | 100点 |
| | | | | |

## コーピングレパートリーの増やし方

**コーピングレパートリーは、基本的に増え続けていくもの**です。

コーピングレパートリーを持ち歩くことで、日常的にコーピングを試し、その効果を実感できるようになっていきます。すると、「**コーピング＝自分助け**」という意識が根づいてきます。「あれもコーピングだ」「これもコーピングだ」と、次々に新しいコーピングに気づきます。

そういったものを、忘れないうちにレパートリーに加えてください。

あまり効果がなさそうに思えても、「こんなのもありなんだ!?」と、意外なほどに効果を発揮してくれることもあります。逆に、「いいコーピングを思いついた！」と期待しながら試したものが、ぜんぜんダメだったり……。この作業を日々繰り返していけば、レパートリーは増え続けるいっぽうです。

だからわたしは、コーピングレパートリーは「**目減りしない預金通帳**」のようなものだと考えています。

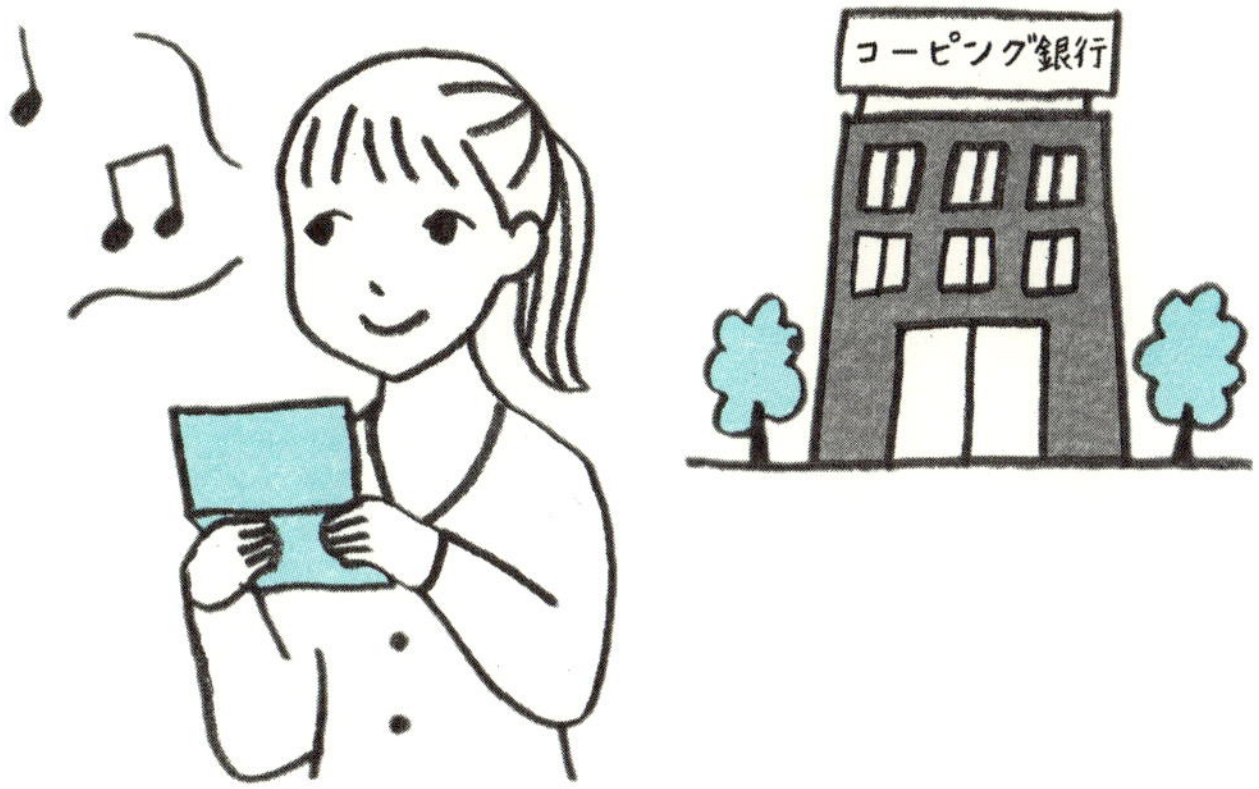


もうひとつ大切なのが、**一度レパートリーに加えたコーピングは、決してはずさないということ**です。

今は効果がなくても、時間を置いて試してみれば、効果が現れるかもしれません。あるいは、あとからそれを眺めて、「本当に大変だったんだな」としみじみしたりもできるでしょう。そんな振り返りも、立派なコーピングになるのです。

それではもうひとつ、コーピングを増やすためのとっておきの方法をご紹介しましょう。それは、「**コーピングについて人と話し合うこと**」です。

自分のなかにある引き出しには限りがあります。これまでに経験してきたこと、今持っている人間関係や趣味の世界以外には、レパートリーはなかなか広がっていきません。

そこで、ほかの人の引き出しを借りるのです。「それもありなんだ！」「こんなこともコーピングになるんだ！」という気づきをかならず得られます。


そしてなにより、**コーピングについて人と話し合うのは楽しい**のです！

コーピングの意識がしっかりと根付き、その効果を実感し、レパートリーがどんどん増えていけば、かならずだれかに話したくなるものです。わたし自身、自分のコーピングについて、よく家族や同僚、友人に話しますし、企業研修などでコーピングのグループワークを実施すると、性別年齢問わずに、すごく盛りあがりますね。

一見強面《こわもて》の部長さんが実は草花を育てていたりすると、「わたしもやってみたい！」なんて女子社員が歓声をあげ、部長さんもまんざらではない、みたいな。

コーピングの話は、聞くのも聞いてもらうのも楽しいものです。コーピングについて話し合うことで、お互いの理解が深まり、もっと仲良くなれます。

そして気づくはずです。

「**コーピングの話をすること自体が、コーピングなんだ！**」と。

非常に効果的なうえに、相手との信頼関係も構築できる「コーピングについて話し合うコーピング」は、ぜひ実践しましょう。友人、親兄弟、会社の同僚など、相手はだれでもかまいません。思い切ってこちらから、「あなたのコーピングはなに？」と聞いてみてもいいですね。最初は戸惑うかもしれませんので、まずは自分のコーピングについて話してみてください。きっと相手ものってくるはずです。

というわけで、コーピングレパートリーは「目減りしない預金通帳」という意味がご理解いただけたのではないでしょうか。**残高は増え続けるのみ**。あなたのコーピング通帳にどんどん預金しましょう！

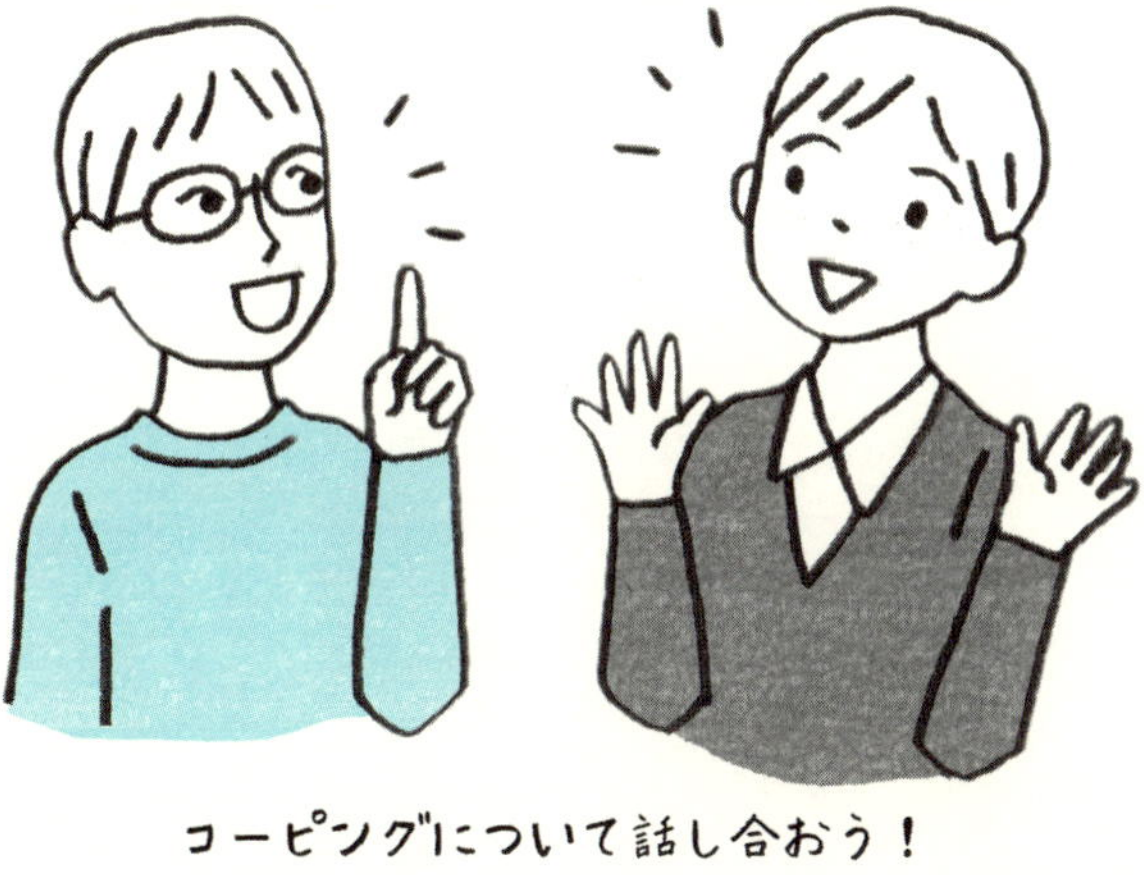

コーピングについて話し合おう！

# コーピングレパートリーのお守り効果

ここまで読み進めていただいたみなさんは、コーピングというストレスに対抗する手段を手に入れました。「問題焦点型」「感情焦点型」「認知的コーピング」「行動的コーピング」など、少し難しい言葉も登場しましたね。けれど、実は**コーピングとは、だれでも日常的にやっていることです**。それを「**自分助け**」という明確な意図を持ち、**しっかりと観察・理解したストレス体験に当てはめることで、より効果的にストレスに対処することがコーピング**でしたね。その作業は日常的に行なうものであり、コーピングレパートリーは常に持ち歩こうというお話もしました。

最後に、コーピングレパートリーの効能について、もうひとつだけお話しさせてください。それは、「**お守り効果**」についてです。

コーピングレパートリーを持っていれば、「いざとなったらこれを見ればいい」と思えることで、心の安心材料になります。必要以上にストレスを恐れず、ゆったりとした気持ちでいられるようになります。その結果、本来なら心を痛めつけられていたようなことにも、不思議とダメージを受けなくなっていきます。つまり、**「ストレス耐性」が高まる**ということですね。もちろんそのためには、検証を繰り返し、コーピング効果を実感できる必要がありますが、最終的には「お守り」としての機能まで発揮してしまう。これがコーピングの素晴らしさではないでしょうか。

ところで、P78でお話しした「細分化」を覚えていますでしょうか。ビールを飲むという行為を、味わいを想像するところからはじめて、手に持ったときのひんやりした感触、グラスに注ぐときの音、香り、色、喉ごしなど、細かくわけて味わっていくというものでした。これは、日々口にするもの、体験すること、すべてに通じる考え方です。わたしは、お風呂に入るときもコーピングの細分化をよく使います。

この細分化は、言ってみれば、生活のすべてを五感全体で感じるということに通じます。「マインドフルネス」という考え方として、みなさんもどこかで耳にしたことがあるかもしれませんね。

**Lesson4では、このマインドフルネスについて詳しくお話しします**ので、ぜひ覚えておいてください。

COLUMN

## だれかになりきって自分以外の思考を手に入れる！

ユニークなコーピングに、「誰かになりきってみる」というものがあります。その人ならどう考えるのかを想像することで、自分以外の思考を取り入れる方法です。

身近な人はもちろん、有名人のマインドを取り入れてもいいですね。今抱えている悩みも、イチロー選手なら答えを出してくれそうです。

架空のキャラクターでもかまいません。わたしはよく、クライアントにドラえもんの登場人物になってもらいます。「のび太くんは気にしないよね」「スネ夫ならチクッて解決するか」「ジャイアンはぶん殴っちゃうからやめておこう」という感じです。

ひとりだけではなく、何人も「なりきりリスト」を用意しましょう。「イチローだとストイックすぎてつらくなるから、ここはのび太になりきって」というふうに、ストレスに合わせてぴったりな人を当てはめてください。自分以外の思考を手に入れることで、案外答えが見つかるものです。

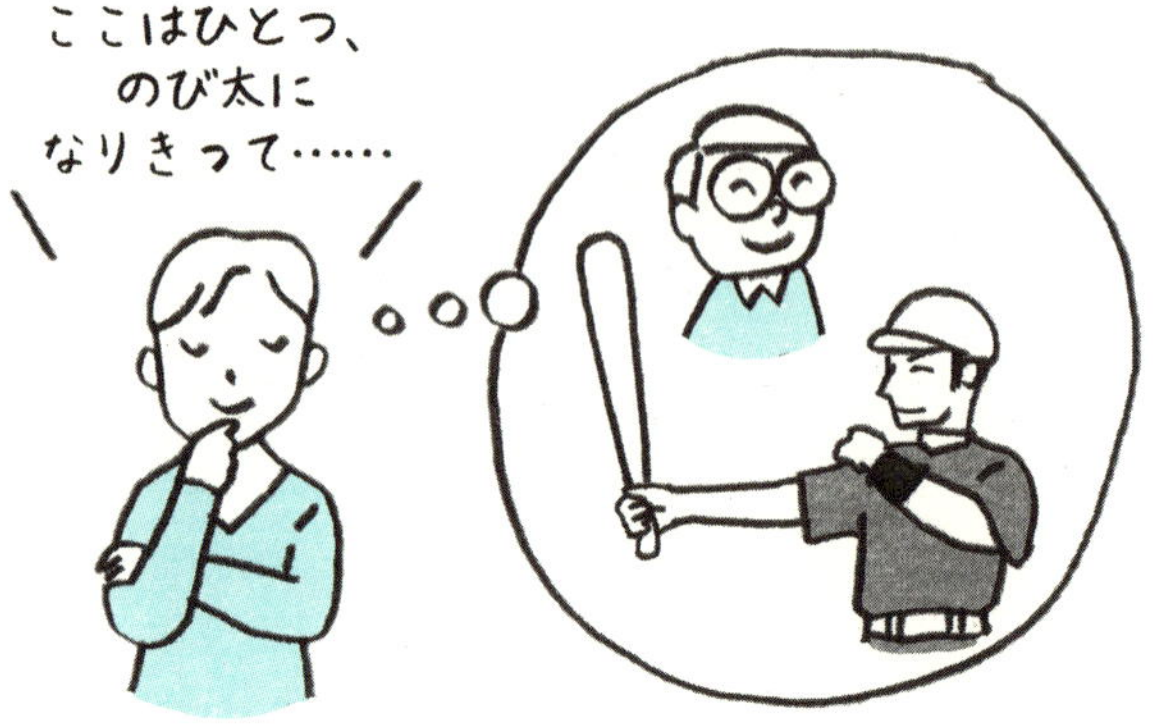

Lesson

3

# ぜひ試してほしい5つのコーピング

# ぜひ習得してほしいコーピングを厳選！

Lesson2では、コーピング自体についての説明や、コーピングの選び方、日常での取り入れ方などについてお話をしてきました。ストレス体験は人それぞれ、コーピングも人それぞれです。各自が最適なコーピングを考え、実践していってください。

けれど、コーピングのなかには、だれでもすぐに実践でき、絶大な効果を発揮してくれるうえに、コストパフォーマンス（P60）にもすぐれている**「万能選手」的なもの**もあります。

このLesson3では、それらを5つピックアップし、より効果を高めるための方法や考え方について、掘り下げてお話ししていきたいと思います。

ここで紹介するのは、**「だれかを頼ること」「イメージすること」「自分をねぎらうこと」「自分のいいところを探すこと」**、そして**「フレンドクエスチョン」というロールプレイの技法**です。これらのコーピングをうまく実践できれば、コーピングライフの心強い味方になってくれるでしょう。

# 頼れる人を「サポートネットワーク」で可視化

どんなにつらいことがあっても、だれかに話すだけですっきりすることがありませんか？　**日々生きていくなかで、いちばん苦しいのが「孤独」**です。だれにも相談できず、ひとりで抱え込んでしまう人ほど、ストレスの悪循環におちいりがち。人はみんな「支え合い」のなかで生きています。

この支え合いとは、実際に会って話し、相談に乗ってもらうことだけではありません。つらいときに、離れて暮らす両親の顔を思い出すだけで元気になれることがありますよね。友だちや恋人の存在を思うだけで、励みになることもあるでしょう。もちろん、会って、顔を見て会話ができるならそれがベストですが、**「いざとなったら頼れる人がいる」**、それを知っておくことが大切なのです。そのために、自分のまわりにいる「頼れる人」を書き出した、**「サポートネットワーク」**をつくってみましょう。

サポートネットワークと聞いて、「そんな人いない！」と思う方がいるかもしれません。でも、親しい人ばかりで埋める必要はありません。コーピングレパートリーと同じで「質より量」。**あまりに濃い人間関係はむしろ、しがらみや束縛を生み、それ自体がストレス環境となってしまうことがあります。**自殺率の低い町でアンケート調査をすると、「人間関係が濃密ではない」という結果が出ることがあるそうです。深い話をできる人がひとりいるより、あいさつや、ちょっとした世間話ができる程度の人がたくさんいたほうが、楽に生きられるのかもしれません。

ですので、サポートネットワークにも、**「うすいつながりの人」**をどんどん加えましょう。いつも道であいさつをする人はいませんか？　立ち話程度のご近所さんは？　笑顔を交わすだけの人は？　たとえば、次のような人たちを思い浮かべてください。

**「会社の受付の人」「休憩室で会うとなりの部の部長さん」「ランチを食べにいくカフェのスタッフ」「数年に1度くらい会う旧友」「子どもの保育園の保育士さんたち」「毎朝保育園で会うママたち」「近所のコンビニの店員」「マンションの管理人」「たまにすれ違う隣室の人」「いつも前を通る花屋のご主人」……etc.**

こうして考えていけば、すぐに何人か思い浮かぶのではないでしょうか。

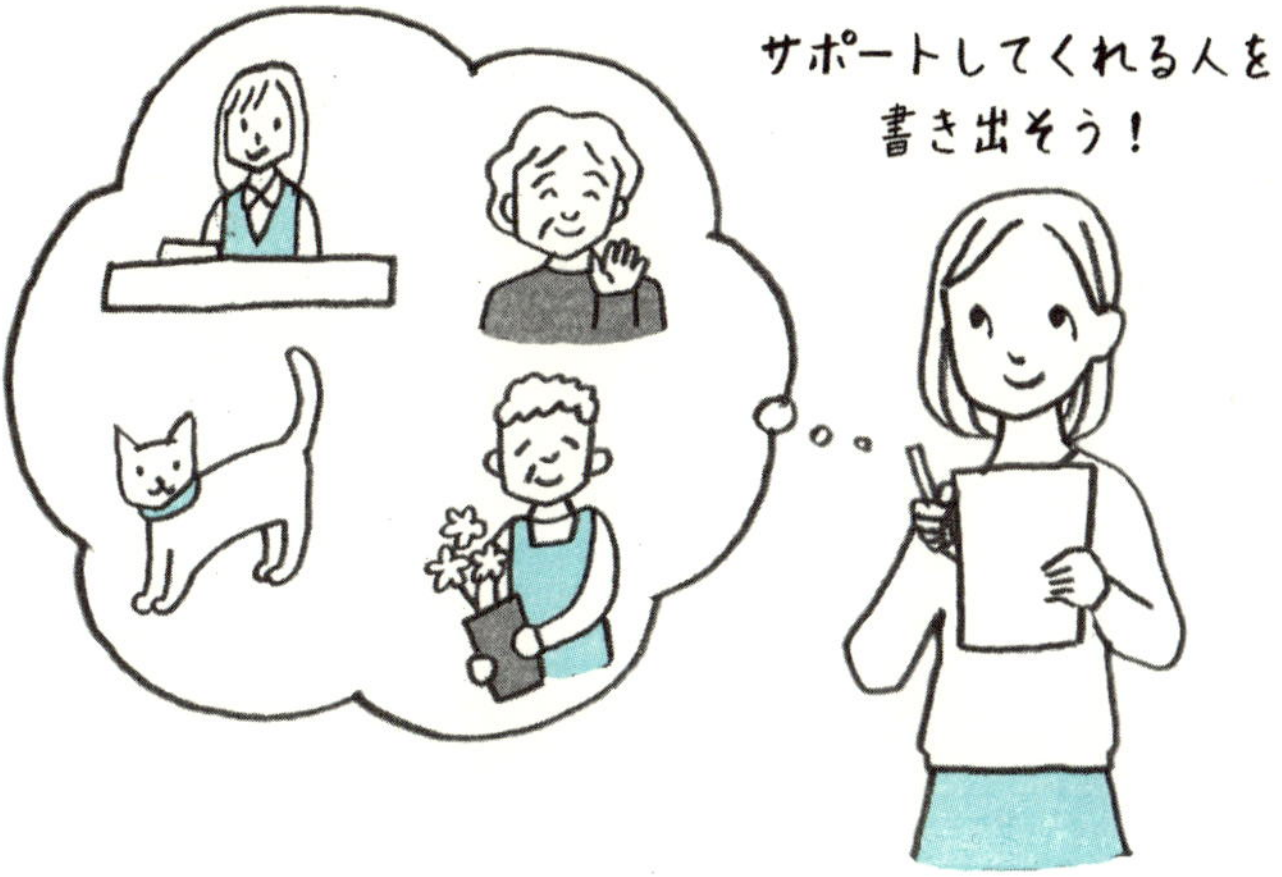


ネットワークに加える人は、有名人でもかまいません。とくに男性は、スポーツ選手の活躍を支えにする人が多いですね。タレントや俳優、架空の人物ならアニメのキャラクターは定番です。

歴史好きの人は、戦国武将でもいいですね。三国志の登場人物を加える人も少なくありません。「顔を思い浮かべるだけで元気になれるから」と、亡くなったおばあさまを加えた人もいました。

あるいは、ペットや近所で見かける飼い犬や野良猫などでもけっこうです。実際に声には出さなくても、「あ、今日もいるな！」なんて思い、心のなかで声をかけることもあるでしょう。**その存在が自分の助けになるなら、すべてサポートネット**

**ワークの一員**です。ひとりひとりは小さな存在でも、すべて集めれば心強いサポートになるのです。**そんなネットワークを可視化することで、自分がたくさんのサポートに支えられていると気づけます。**わたしのクライアントでも、「思ったよりまわりに助けられていることに気がついた」「ペットの猫が自分にとってどれだけ大切かを知った」という人がたくさんいました。

それでは、実際にサポートネットワークをつくっていきましょう。次のページに例を書き出してみましたので、ぜひ参考にしてください。ワークシートはP188に用意しています。「うすいつながりの人」だけでなく、両親や友人など、本当に助けてくれそうな人もしっかり書き出してくださいね。

そしてやっぱり、これも普段から持ち歩いてください。**「ストレスだな」と感じたらすぐに取り出し、眺める。**頭のなかで、「この人ならこう言ってくれるはず」とイメージする。それだけでも、十分なコーピング効果を発揮してくれるでしょう。

もちろん、必要だと感じたら実際にそこに書き出した人を頼ってみてください。1人目がダメでも、そこでくじけてはいけません。2人目、3人目と相談していき、「4人目でやっと救われた」という例もたくさんありますから。

## サポートネットワーク

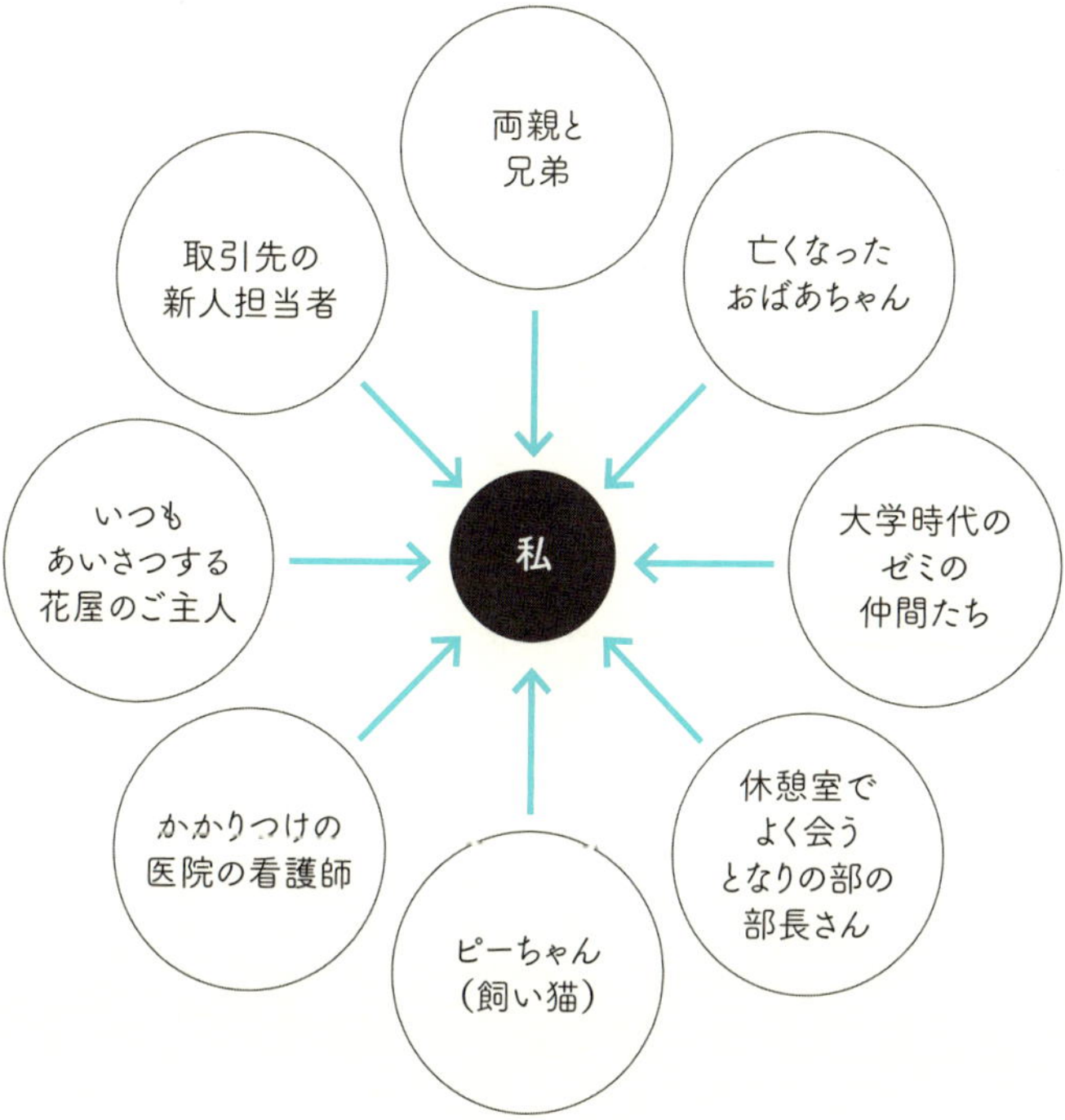


※必要に応じて○を書き足してください。

## 「ポジティブなイメージ」を用意しておく

これまで、「イメージすることのコーピング効果」についてたびたびお話ししましたね。「楽しかった旅行を思い出す」「いってみたい国のことを思い浮かべる」「好きなタレントのことを考える」などがその例でした。

イメージは、いつでもどこでも実践できるとても便利なコーピングです。**それをさらに進化させ、「ポジティブなイメージ」を常に用意しておきましょう。**

ポジティブなイメージとは、「**安心できる**」「**ワクワクする**」「**ウキウキする**」「**元気が出る**」「**スカッとする**」「**リラックスできる**」というようなものです。それらのシーンをイメージし、あたかもその場にいるかのように、五感のすべてを使って感じるのです。ここでは「安心できるイメージ」の例をいくつかあげてみましょう。

「**小さな子どもになってお母さんに抱かれている**」「**恋人と部屋でくつろいでいる**」「**リゾートホテルのベッドで眠っている**」「**大きなシャボン玉のなかでフワフワ宙を漂っ**

## 小さな子どもになって お母さんに抱かれている

わたしは3歳から4歳くらい。ポカポカと暖かい春の日。なつかしい実家のソファ。母のひざにのり、体をあずけている。温かくて、やわらかくて気持ちがいい。お気に入りだったタオルケットからお日様の匂いがする。なにか子守唄を歌ってくれている。やさしい声。このまま眠ってしまいたい。

安心度　80　%

ている」「クジラになって大海原を泳いでいる」「子グマになって母グマと一緒に冬眠している」……etc.

このようなイメージを用意しておけば、ストレスを感じたときにいつでもそこにいくことができます。できるだけたくさん用意し、P189のワークシートに書き出していきましょう。そして、かならず検証してください。それぞれのイメージの効果をパーセンテージで記しておけば、次にそのイメージを使うときの目安になります。ほかのポジティブなイメージについても、次のページの例を参考に、自分なりのイメージを見つけてください。

# こんなイメージも試してみよう！

## 安心できるイメージ「クジラになって大海原を泳ぐ」

あなたは一頭のクジラです。青い海をゆったりと泳いでいます。とても大きくて、なにも怖いものはありません。温かな海水が体を包みます。ときおり聴こえてくるのは、仲間たちの歌声でしょうか。あなたは浮上し、海面に背中を出してみました。日光がさらに体を温めてくれます。潮を吹くと白い水柱が高らかにあがり、水しぶきが心地よく体を打ちました。少し潜水してみましょう。ゆっくりと体が沈んでいきます。

## ワクワクするイメージ「遊園地」

遊園地をイメージしましょう。実在の遊園地でも、架空の遊園地でも、どちらでもかまいません。しかも、今日はあなただけの貸し切りです！

さて、なにから楽しんでいきますか？　ジェットコースター？　最新技術を使った体験型のアトラクション？　子どもに戻ってコーヒーカップ？　人気のキャラクターと記念撮影もしたいし、夜になればイルミネーションも輝きはじめます。今日一日めいっぱい遊びましょう！

## ウキウキするイメージ「初デート」

今日は大好きな人と初デート。お相手はだれでもOKです。あこがれの人や有名人など、好きに選んでください。デートコースは映画？　ドライブ？　豪華なディナー？

念入りにヘアセットをして、お気に入りの服に袖を通したら、待ち合わせの場所へ向かいましょう。少し早めに着いてしまいましたね。でも、待つ時間も楽しいものです。

遠くから、あの人の姿が見えました。楽しいデートのはじまりです！

## 元気が出るイメージ「野外フェス」

毎年楽しみにしている野外フェスの季節です。いつものメンバーと大きな車に乗って、山のなかにある会場へ。山道を走るのも楽しいですね。

会場に到着したら、澄んだ空気を胸いっぱいに吸い込んで、景色を眺めてから、まずはテントを張りましょうか。それとも、どこかのリゾートホテルにチェックイン？

ステージ前では、大好きなバンドが演奏中です。テンションをあげて、観客の輪に飛び込みましょう！

## スカッとするイメージ「野球」

あなたは野球のバッターボックスに立っています。9回裏、大逆転のチャンス。スタジアムは大歓声に包まれています。けれど、あなたの神経は研ぎ澄まされ、汗の落ちる音まで聞こえそう。ピッチャーが振りかぶり、渾身の一球を投げました。

球種はストレート？　カーブ？　スライダー？　あなたの目にはボールが止まって見えます。そこへバットを一振り。ジャストミート！　白球はどこまでも高く飛んでいきました。

## リラックスできるイメージ「草原」

あなたは草原に寝転んでいます。目に映るのは、どこまでも続く緑と青い空のコントラスト。季節は初夏でしょうか。そよ風がやさしく頬をなでていきます。青々とした草の香りがたちこめます。なにか音が聞こえますか？　お気に入りの音楽を流してもいいし、大空を舞う鳥の声に耳をかたむけてもいいですね。

白い雲がひとつ、ふたつ、ゆっくり流れていくのを見ながら、あなたはウトウトと居眠りをはじめました。

## 自分をねぎらってみる

生きているとだれでも、いたわってほしいときがあります。ぜひ、自分で自分を許し、ねぎらってあげてください。**あなたがどんなに大変か、どれだけストレスを抱えているかをいちばんよく知っているのは、あなた自身**です。

**「よく頑張ったね」「大変だったね」「少しゆっくりしたら?」**、そんな言葉を自分に投げかけてあげましょう。頭のなかで思うより、声に出したほうが効果的です。

自分以外のだれかをイメージして、その人に語りかけてもらってもいいですね。両親や亡くなったおばあちゃんなど、思い浮かべるだけで心が温かくなるような人がおすすめです。**わたしはよく、ムーミンママをイメージします**。大らかな彼女にやさしい言葉をかけられると、不思議と心が落ち着き、不安が消えていくのがわかります。バカボンのパパにもよく声をかけてもらっています。「これでいいのだ」と。

そんな言葉の数々をワークシート(P189)に書き出して、そのときの気分にぴっ

## 自分をねぎらう言葉

頑張ったね　大変だったね　すごいね
いつもありがとうね　十分に努力したね
ほかの人ならここまでやれなかったよ
よくやっているよ　頑張っているのを知っているよ
みんな認めてくれているよ　もう十分だよ
無理しないでね　疲れてない？
少しゆっくりしたら？

たりな言葉を選びましょう。そして、**自分をやさしく包み込むような、おだやかなトーンで話しかけてみてください**。その際に、自分の肩に手を置いたり、頭をなでたりすればさらに効果的です。

いちばん確実なのは、**実際にだれかにねぎらってもらうこと**です。「わたしをねぎらって」とはなかなか言いづらいかもしれませんが、家族や親しい友人に頼んでみてはいかがでしょうか。

その声をスマートフォンなどに録音して、あとから繰り返し聞いてみてもいいですね。わたしもクライアントのスマートフォンに、「お疲れさま！」「よく頑張りましたね」「もう大丈夫よ」などと吹き込ませてもらうことがあります。

# ◯「自分のいいところ」を見つける

いつも自信がなくて、否定的で、悪いところばかりに目がいって、ストレスを抱えてしまいがち。そんな人は、**「自分のいいところ」**を探してみましょう。人にはかならず長所と短所があります。あなたにも、いいところがたくさんあるはずです。

**もし、「自分の悪いところしか見つからない」という人がいたら、その「悪いところ」を「いいところ」に変えてみてください。**「リーダーシップがない」は「協調性がある」、「仕事が遅い」は「丁寧」、「頑固」は「意思が強い」、「気がきかない」は「おおらか」など、短所は長所の裏返しであることがよくあります。

こうして見つけた「いいところ」をワークシート（P190）に書き出していきましょう。それを眺めれば、**「自分もまんざらではない」**と思えてくるはずです。

また、**いいところ探しは、第三者の客観的な視点を取り入れることで広がりが生まれます。**過去にほめられた言葉を思い出してください。「まじめだね」「前向きだね」

## 自分のいいところ

まじめ　頑張り屋　約束を守る　時間厳守
思いやりがある　人をよろこばせるのが好き
人見知りしない　支えてくれる家族がいる
友だちがたくさんいる　料理が得意　きれい好き
パスタを上手に茹《ゆ》でられる　歴史にくわしい
美味しいコーヒーをいれられる　趣味が多い
ボキャブラリーが多い

「やさしいね」「おしゃれだね」「字がきれいだね」「絵が上手だね」など、なんでもかまいません。「この程度でもいいの？」というような言葉でも、ぜひリストに加えてください。ここでも「質より量」の法則は有効なのです。

あるいは、だれかに直接聞いてみてもいいですね。**自分のいいところを人に言ってもらうことは自信になり、新たな自分を発見することもできます。**

その際には、ぜひ相手のいいところも言ってあげましょう。これは「お返し」というだけではなく、お互いを理解し合うことにもつながります。すこし気恥ずかしければ、複数でワイワイやっても楽しいですね。

## ◎第三者になりきる「フレンドクエスチョン」

最後にご紹介したいのは、「**フレンドクエスチョン**」。**自分のストレスを「友だちに相談された」と仮定して考えてみるワーク**です。まずは、特定の人を頭に思い浮かべましょう。実際に、自分と同じようなストレスを抱えていそうな人がおすすめです。その人に、頭のなかで自分に相談させてみるのです。

「**自分だけ出世が遅い**」「**毎日残業で疲れきっている**」「**新しい職場になじめない**」「**人間関係がつらい**」「**子どもが言うことを聞かない**」「**家事ができない**」……etc.

あなたはどんな言葉をかけてあげますか？　きっと、「大丈夫だよ」「みんな認めているよ」「頑張りすぎてない？」などのやさしい言葉をかけるのではないでしょうか。

**人は案外、自分には厳しく、他人はいたわるもの**です。実際、わたしのクライアントにこのロールプレイをしてもらうと、あれほど自分に厳しかった人たちが、突然やさしい言葉をかけはじめます。

さらに続けていきましょう。あなたの言葉に相手（つまり自分）は、「なぜ大丈夫なん

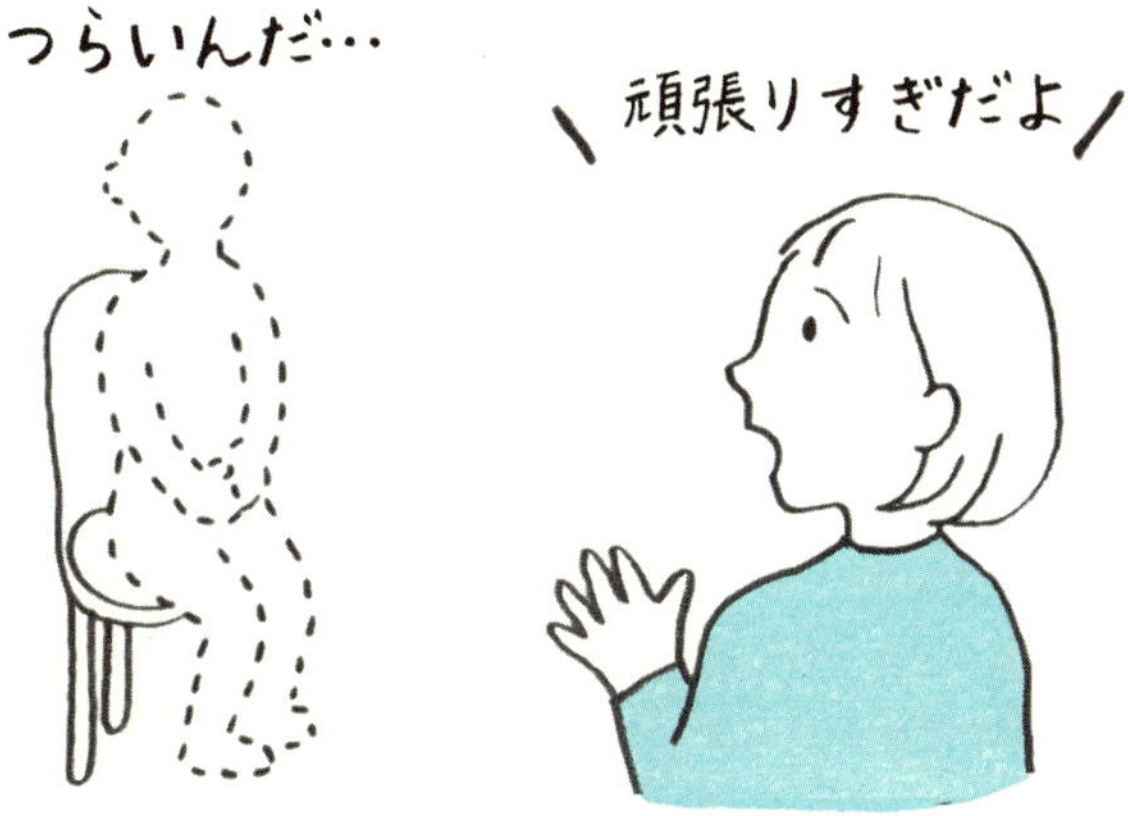


て言えるの？」「だれが認めてくれているの？」「みんなもっと頑張っているよ」といった問い返しをしてくるかもしれません。それに根拠を持って答えてください。他人になりきることで、冷静に状況を分析し、論理的な根拠を示せるはずです。**この対話を繰り返し、相手が納得できれば、あなたが納得できたということ**になります。

相談される役割に、自分以外のだれかを当てはめてもいいですね。知り合いや有名人、歴史上の人物などでもかまいません。その人適任だと思える人を選びましょう。その人になりきり、いかにも言いそうな言葉をかけてみるのです。こうなると、相談者も回答者も自分以外の人となり、より第三者的な視点で状況を判断できるようになります。

COLUMN

# 「べき」「べきでない」を少しだけゆるめてみる

人はだれしも、自分なりの「べき」「べきでない」を持っています。これまで生きてきたなかでつくりあげた人生観のようなものですから、簡単に崩すことはできません。けれど、少しだけその基準をゆるめてみませんか？「仕事は完璧を目指すべき」と考えたら、常に100%を自分に要求することになり、とても苦しくなってしまいます。たまには70%や80%でもいいかもしれません。

一度、自分の「べき」や「べきでない」を相対化してみましょう。そのために、まわりの人に注意を向けてみてください。「遅刻は絶対にすべきでない」と考えているあなたにとって、遅刻ばかりのAさんは許せない存在です。けれど、意外とまわりの信頼があついとしたら、あなたの「べきでない」は少し厳しすぎるのかもしれません。

「べき」「べきでない」を少しゆるめてあげるだけで、生きるのがずっと楽になるはずです。

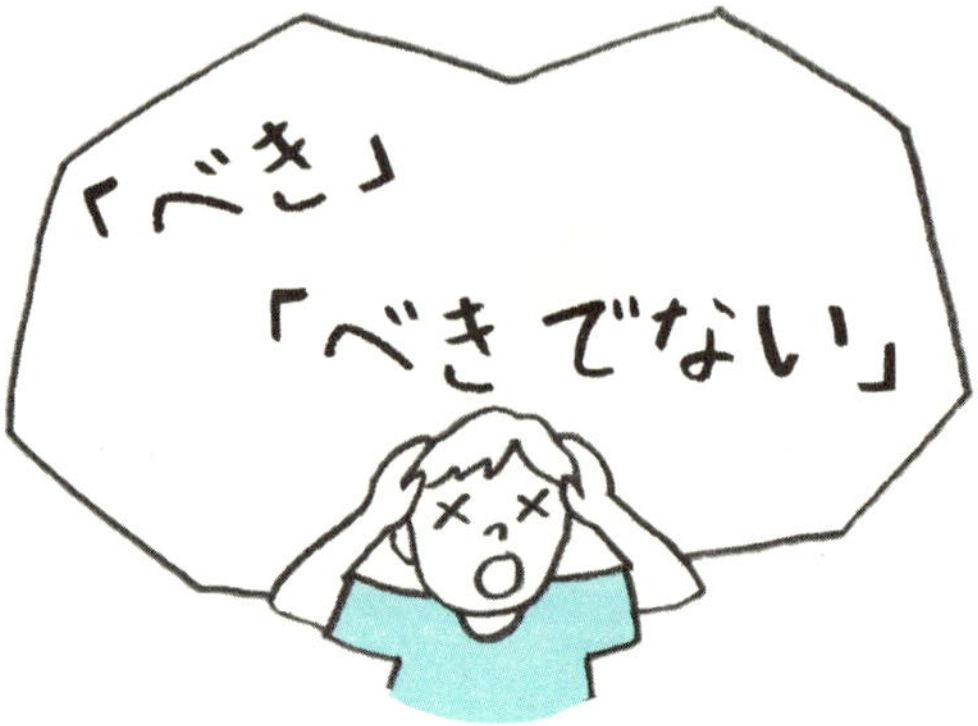

Lesson

# 4

# あるがままに受け止め、味わい、手放すマインドフルネス

## マインドフルネスは「最強のコーピング」

**マインドフルネスとは、「今・ここ」で体験していることに気づき、あるがままに受け止め、味わい、そして手放すための心のエクササイズです。**

「サティ」というパーリ語の仏教用語を英訳したもので、日本語では「気づきを向ける」という意味でよく使われます。日本では最近注目されるようになりましたが、欧米ではストレスへの対処や、うつ病などの治療にも以前から取り入れられています。

このマインドフルネスを日々の生活に取り入れることができれば、いいことも悪いことも、あるがままに受け止められるようになります。

さまざまな出来事や感情のひとつひとつに振り回されることがなくなり、ストレスフルな環境にも、否定的な気持ちにならずにすむようになります。だからこそわたしは、マインドフルネスを「**最強のコーピング**」だと考えているのです。

**マインドフルネスでは、すべての体験に対して一切の判断や評価をくだしません。**

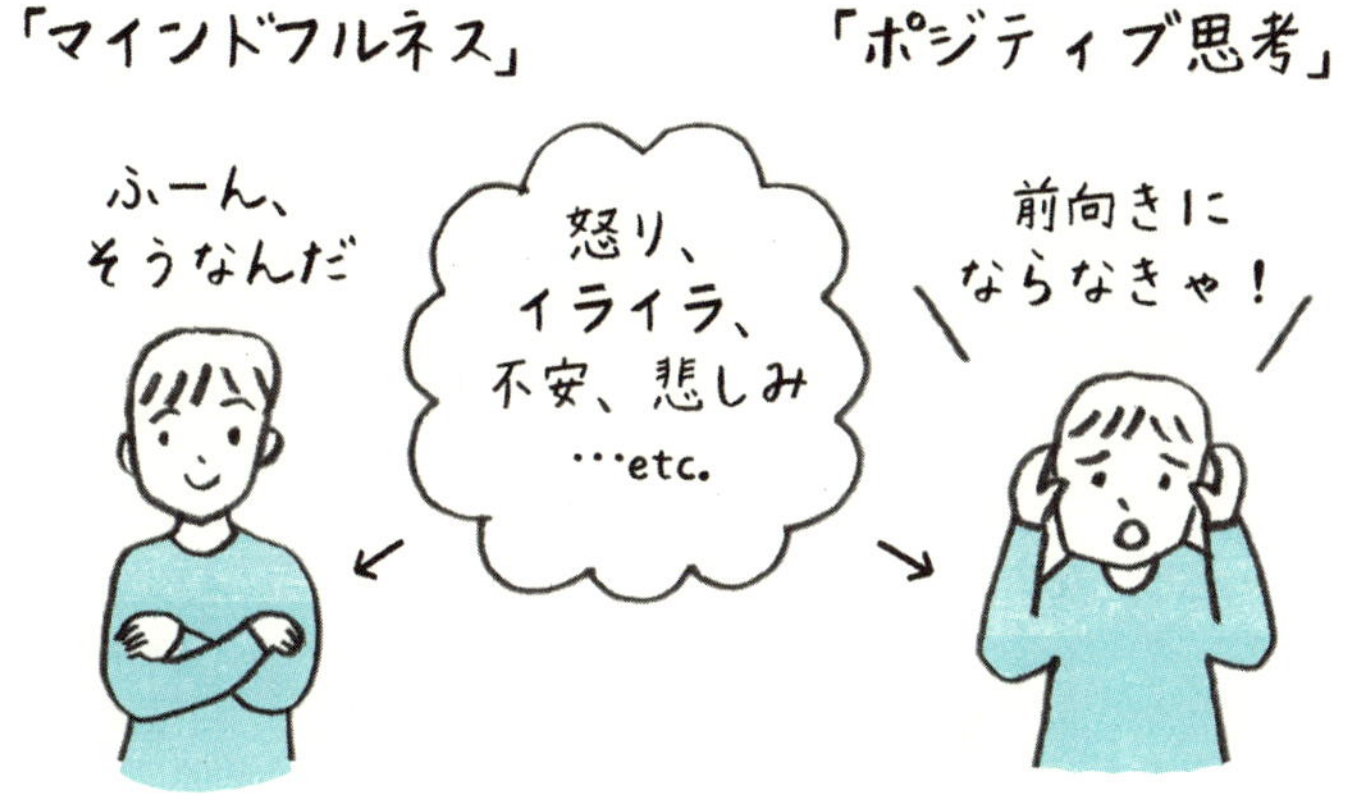
「マインドフルネス」
「ポジティブ思考」
ふーん、そうなんだ
怒り、イライラ、不安、悲しみ…etc.
前向きにならなきゃ！

イライラしていたら「ふーん、自分はイライラしているんだ」、怒りの感情には「ふーん、すごく怒っているんだ」、悲しみには「ふーん、悲しいんだ」。**すべてを「ふーん、そうなんだ」と受け止めるだけ**です。

よく「ポジティブ思考」という言葉を聞きますよね。ものごとを前向きに受け止めようという意味で使われることが多いのですが、ポジティブの対極はネガティブです。つまり、「**ポジティブ＝いい**」「**ネガティブ＝悪い**」という構図ができてしまうのです。その結果、なんとかポジティブな方向へ感情をコントロールしようとしては失敗し、「自分は未熟だ」と、ネガティブ思考のスパイラルにおちいってしまうでしょう。

しかし、評価や判断をくださないマインドフルネスの考え方では、**感情に「いい」も「悪い」もありません**。ただそこに「ある」だけ。文字通り「あるがまま」なのです。そして、その感情が終わっていくにまかせるのです。「終わらせる」のではなく、「自然に終わっていくのを見届ける」という言葉がぴったりですね。

自分の感情に対して白黒をつけず、あるがままに認めることで、わたしたちは、いつでも心をニュートラルな状態に置いておけるようになります。だからこそ、マインドフルネスは最強なのです。

「そんな最強のコーピングがあるなら、なぜ早く教えなかった！」というご指摘は、ごもっとも。けれどマインドフルネスは、**「言うは易く行なうは難し」**です。そもそも「あるがままに受け止め、味わい、手放す」という説明からして抽象的ですよね。

ポイントは、**自分を眺めている「もうひとりの自分」を意識すること**でしょうか。「ほうほう、今自分はこんなことを感じているのか」と自分自身を観察してみましょう。感情を加えず、評価、判断をくださず、それでいて強い興味を持ってじっと見ているイメージです。「ますますわからなくなった」という方がいたら、申し訳ありません。実際、マインドフルネスは、言葉を重ねて説明するほどわからなくなってしまうものなのです。

　頭での理解より実践ありき。これ以降のページで、**「自分の心をあるがままに見つめる」ためのワーク**をご紹介していきます。「と思ったのワーク」から「壺のワーク」までが、ストレス反応のうちの認知（自動思考）と気分・感情に焦点を当てたワーク、それ以降は身体反応、行動に焦点を当てたワークです。それぞれ6つ、計12個ずつ用意していますので、いろいろと試してみて、自分に合いそうなワークをいくつか見つけ、日々の実践を続けてください。

　**「マインドフルネスって、こういうことだったのか！」**と徐々に理解でき、少しずつストレスを手放していけるはずです。

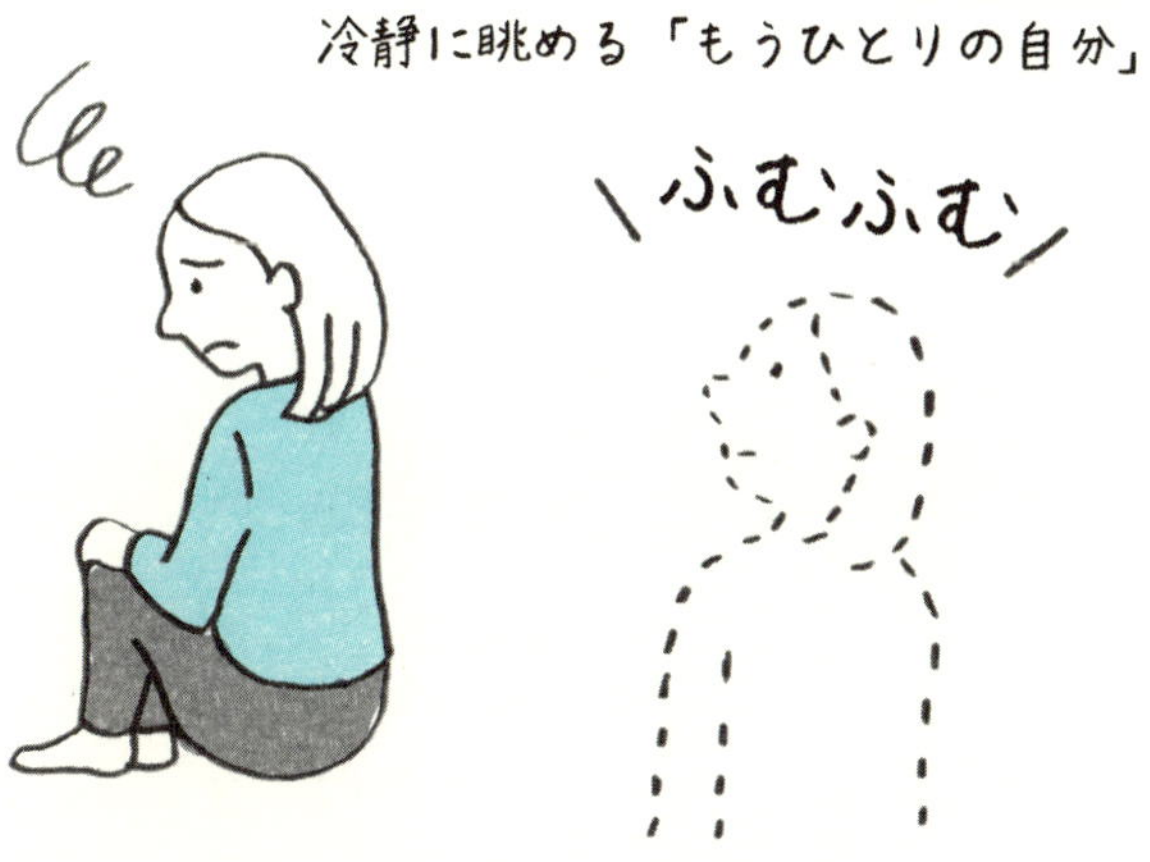

## ◯ワーク1 自動思考には「と思ったのワーク」

「やってらんねぇよ！」「あの人きらい！」「なにをやってもうまくいかない」「自分ばっかり」……、こんな自動思考が頭に浮かんできたときは、それに飲み込まれないようにすることが大切です。そのために、**自動思考が浮かんできたと感じたら、最後に「と思った」とつけてみましょう。**

**「今日も怒られた、やってられない……と思った」「自分は悪くないのに、最悪……と思った」「会社辞めたい……と思った」「自分は本当にダメな人間だ……と思った」「評価してくれない上司が悪い……と思った」「雨で憂鬱だなぁ……と思った」「結婚したいなぁ……と思った」「また子どもを叱ってしまった……と思った」……etc.**

このように、自動思考を言葉にして、最後に「と思った」をつけるのです。そうすることで、頭のなかに流れてくる自動思考を冷静につかまえて、「今、自分の

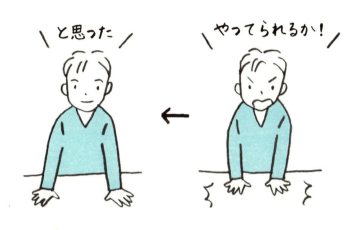

頭のなかにはこういう思考が流れている」と確認することができます。

また、「と思った」とつけ加えることにより、**評価も判断も介在しないフラットな状態で思考をキャッチすることができます。**評価も判断もしなければ、その思考に苦しめられることもありません。

このワークは、ネガティブな自動思考が次々と思い浮かび、グルグルと連鎖していくような状態、**「自動思考のグルグル連鎖」にとても効果的**です。

ひとつひとつに「と思った」「と思った」「と思った」とつけ続けることでグルグル思考に巻き込まれず、そのひとつひとつを、「あ、今自分は、○○と思ったんだ」と受け止められるようになるからです。

## ワーク2 川に流す「葉っぱのワーク」

こちらも、「と思ったのワーク」と同じ、自動思考に対するマインドフルネスです。あなたの目の前には川が流れています。わりと大きな川で、流れもゆったりとしています。そこに、葉っぱが流れてきました。1枚、また1枚と、一定の間隔で流れてきます。このイメージをしっかりと持ってください。

次に、少しだけ自動思考に注意を向けましょう。そして、**頭に浮かんでくる言葉やイメージを、ひとつひとつ葉っぱにのせていく**のです。1枚の葉っぱにのせる自動思考はかならずひとつ。葉っぱごと川が流してくれるので、自然に小さくなり、最後にはさようならですね。**自分の意思で葉っぱを流すのではないことが重要**です。あなたはただ川の前に座り、自動思考を葉っぱの上に置いていくだけ。あとは川の流れにのって消えていく、このイメージを維持し続けることがこのワークの「キモ」です。

自動思考は、もれなくのせていきましょう。ストレス体験とまったく関係のない思考やポジティブな思考であっても、それも葉っぱにのせてください。

「自動思考を葉っぱにのせる」とは、たとえば、次のようなイメージです。

「また失敗しちゃったなぁ」（葉っぱにのせる）、「でも、あんな言い方はないよなぁ」（葉っぱにのせる）、「そういえばこの川、子どもの頃に遊んだ川に似ているなぁ」（葉っぱにのせる）、「明日から会社にいきづらいなぁ」（葉っぱにのせる）、「あの川、まだ昔のままかなぁ」（葉っぱにのせる）、「仕事辞めようかなぁ」（葉っぱにのせる）

というように、合間に浮かんでくる「子どもの頃に遊んだ川」についての自動思考も一緒に葉っぱにのせましょう。「すべてを川に流す」、これが大切なのです。

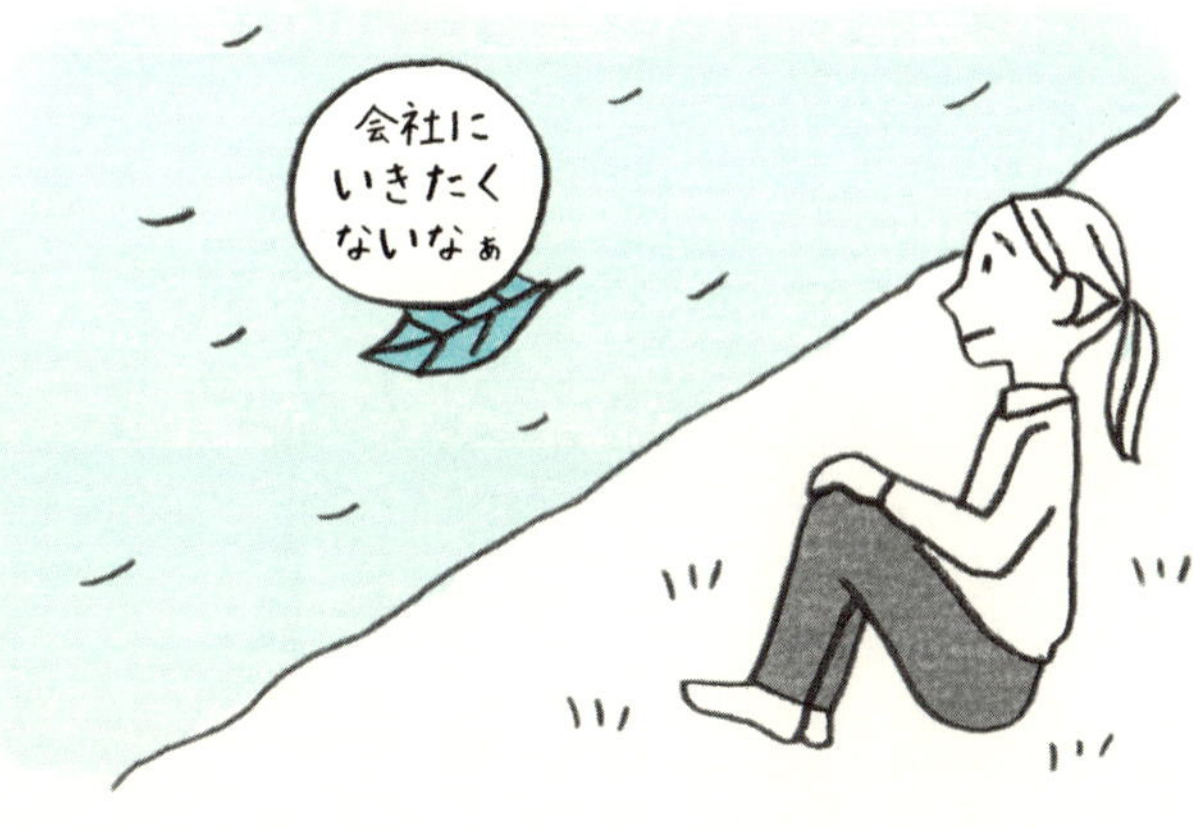

## ワーク3 お皿が回る「回転ずしのワーク」

これは、「葉っぱのワーク」の別バージョンです。ゆったりした川の流れと葉っぱのかわりに、グルグル回る回転ずしをイメージしてください。ただし、お皿の上にお寿司はのっていません。なぜなら、そこにあなたの自動思考を置いていくからです。

あなたは回転ずしのイスに座っています。目の前には、白い空《から》のお皿が流れていきます。葉っぱのワークと同じように、このイメージをしっかりと維持することがポイントになります。

自分の自動思考に少し注意を向け、それをキャッチするたびにお皿の上にのせていきましょう。あなたの自動思考をのせたお皿は、グルッと回ってベルトコンベヤーで奥に消えていくのみ。それでさよならしたら、次の自動思考に注意を向けましょう。

このワークのコツは、白いお皿の上に、ポンポンと置いていくイメージを持つことです。これを繰り返しているうちに、**ネガティブな思考が落ち着いてくることが多い**ようです（ただし、自動思考を「コントロール」しようとはしないでください）。回転のスピードが

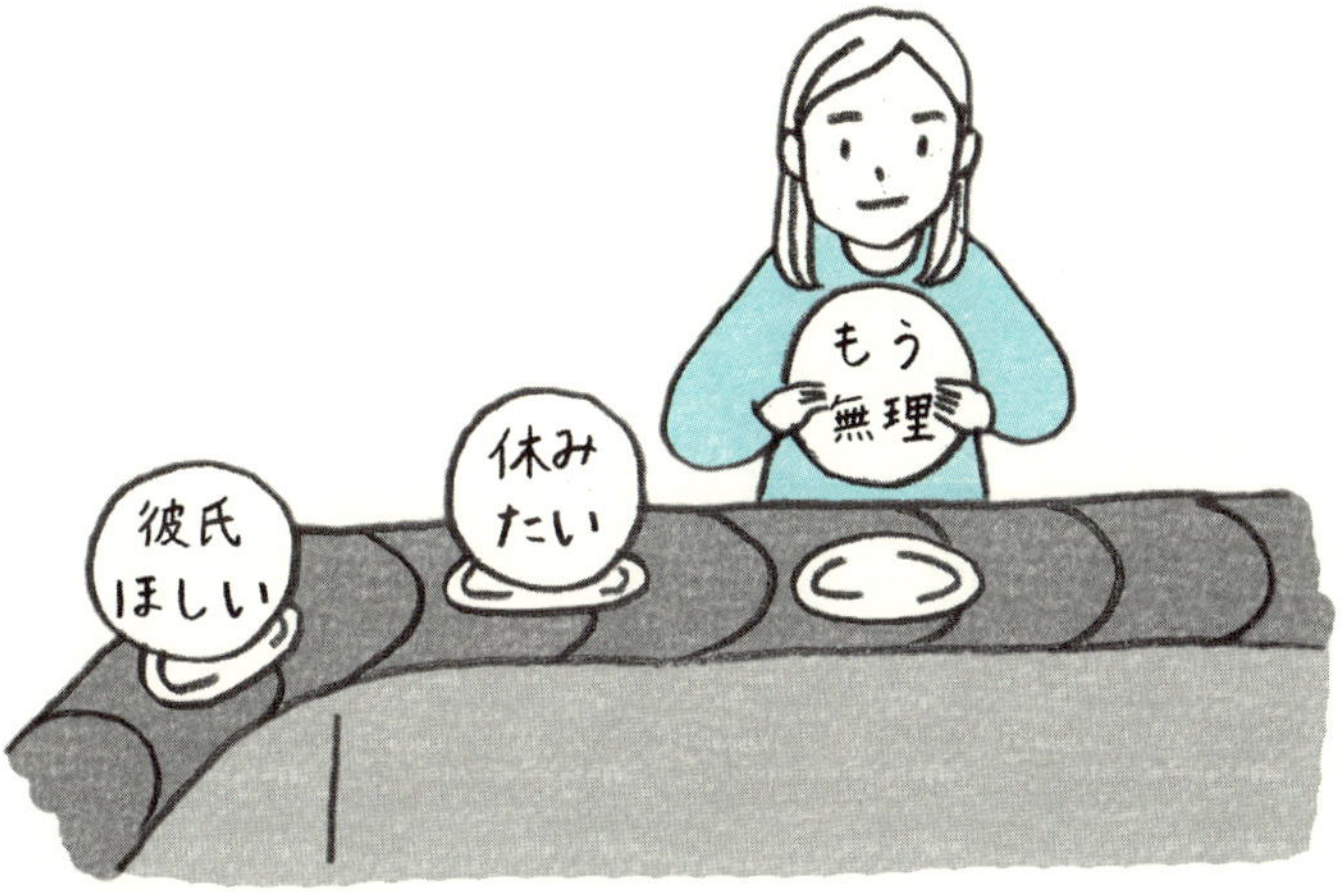


速すぎて追いつけないようなら、少しスピードを遅らせてみたり、お皿の数を減らしたりしてもいいですね。

このワークには、流れていく雲のイメージや、工場のベルトコンベヤー、目の前を通過していく貨物列車など、さまざまなバージョンがあります。**共通しているのは、自動思考が勝手に去っていく**ということ。

川、雲、工場、貨物列車、回転ずし、どれでもイメージしやすいものを選びましょう。あるいは、自分で別のイメージを見つけてもいいですね。その際には、できるだけゆったりと流れているものにしてくださ い。あまり速すぎると、自動思考をのせるのが追いつかなくなってしまいます。

## ワーク4 ただ見つめる「気分・感情の実況中継」

「と思った」や葉っぱのワークが自動思考に対するマインドフルネスであれば、こちらは「気分・感情」に対するマインドフルネスです。「気分・感情」に飲み込まれないようにするために、実況中継していこうというワークですね。

**このワークのユニークな点は、気分・感情をパーセンテージで表すという点です。**少々長くなりますが、例をあげてみましたので、参考にしてみてください。

「イライラしてるなぁ。このイライラは70%くらいかな。お？　今度は怒りがわいてきたぞ。この怒りは40%かな。そのおかげでイライラも80%にあがったなぁ。イライラと怒りって、大体セットだよな。イライラが先にきて、それから怒りがくるのかなぁ。そんなことを思っていたら、イライラが60%になったぞ。怒りはまだ40%のままだな。あ、今、イライラが50%に下がった。怒りも30%くらいになってきたかな。でも、かわりに悲しみがわいてきた。20%かな。3つがセットになっているな……」

いかがでしょうか。**ひたすら気分・感情だけに注意を向けて実況中継を続けます。**この例の「悲しみ」のように、途中で新しい感情が生まれてきたら、それも同じようにパーセンテージをつけましょう。

けれど、**決して感情の高まりや静まりを意識的にコントロールしようとはしない**でください。ただただ実況中継し続けます。そうするうちに、かならず感情の波は消えていきます。その流れにゆだね、**消えるにまかせる**のです。

このワークは、ポジティブな感情にも応用することができます。さまざまな種類の気分・感情を実況中継し、それに振り回されることのないしなやかなマインドを手に入れましょう。

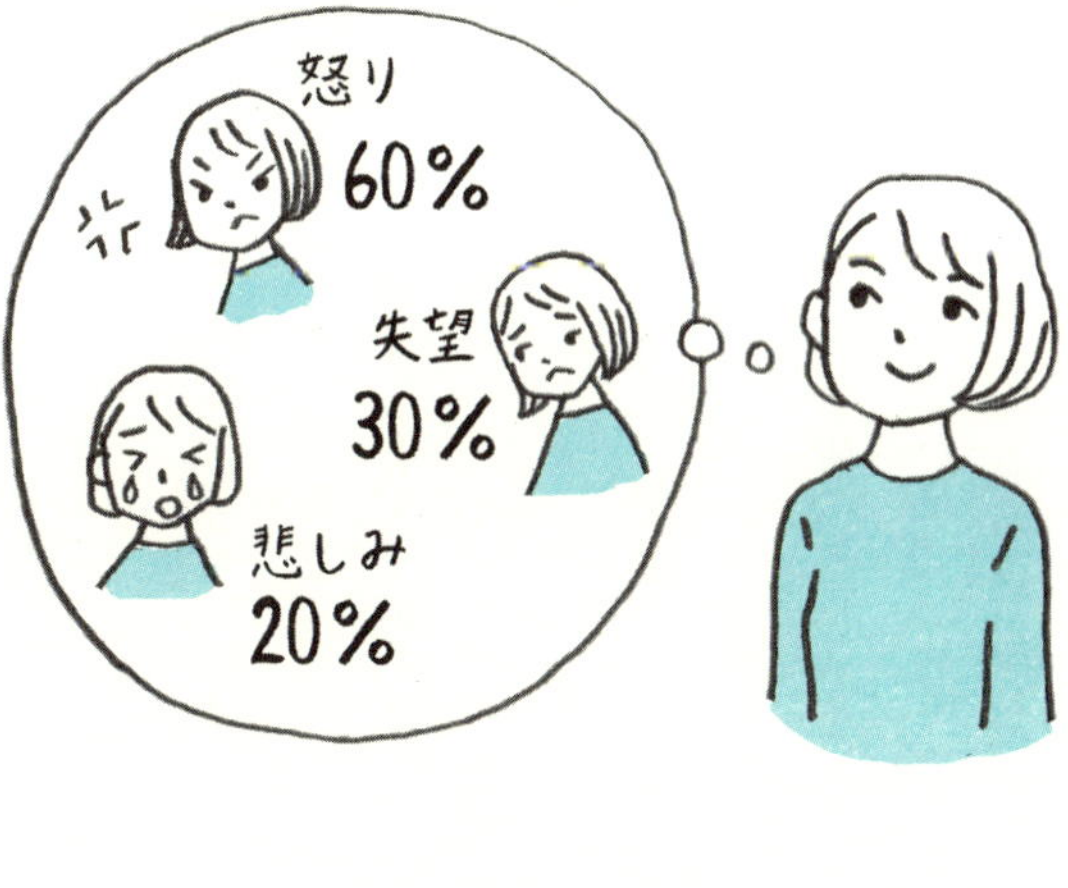

## ワーク5 緊急時には「ロボット掃除機のワーク」

ロボット掃除機って便利ですよね。スイッチを入れるだけで勝手にゴミを感知して、掃除してくれちゃうんですから、ズボラな人にとっては必需品ともいえます。

今回は、そんな**ロボット掃除機を使ったイメージワーク**を紹介します。まずは、ロボット掃除機を頭のなかにイメージしてください。有名な「ルンバ」や、ほかの機種でも、なんでもけっこうです。

あなたは今、自分の部屋にいます。ロボット掃除機が動きやすいように、部屋はすっきりと掃除しておいたほうがいいですね。そのきれいな床に、自分のストレスをぶちまけてしまいましょう。「今日も仕事を押し付けられた」「あいつばっかりうまいことやりやがって」「次同じことがあったら文句を言ってやる！」などの自動思考から、「イライラ」「怒り」「悲しみ」「嫉妬」などの気分・感情まで、すべてを床に叩き付けたら、一度それを確認します。「すごく散らかしちゃったな」「こんなに溜まっていたのか」

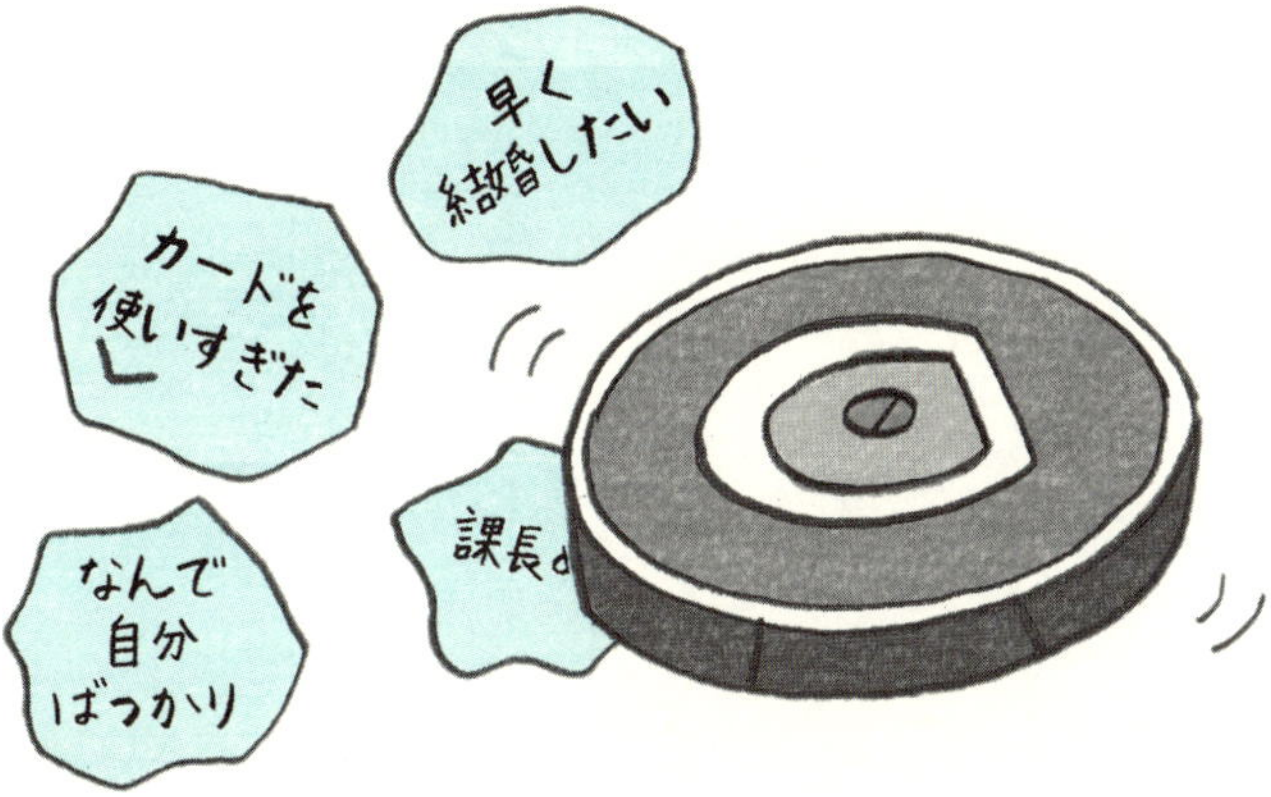
早く
結婚したい
カードを
使いすぎた
課長
なんで
自分
ばっかり

とひとしきり眺め、おもむろにスイッチをオン！　あとは、ロボット掃除機がすべてを「ゴミ」として吸い込んでくれます。

　このワークは、**「と思った」や葉っぱのワークでは対応しきれないほどの大量の自動思考や気分・感情が一気に押し寄せ、受け止めきれないときにおすすめ**です。ひとつひとつのせていくなんて悠長なことではなく、すべてを「ゴミ」のイメージに変えて、一気にぶちまける。思いっきり散らかして、あとはロボット掃除機にお任せです。

　そしてここでも、キーワードは**「自動的に」**ですね。自分の手で動かす掃除機ではなく、ロボット掃除機を使うことで、あなたの意思とは無関係に、勝手に吸い取られていくイメージができあがります。

## ワーク6 感情を預ける「壺のワーク」

**ストレス反応は、かならずしも手放していいものばかりではありません。**たとえば、恋人との別れであったり、肉親の死であったり、決して忘れてはいけない失敗など、そのときに感じたことを大切にとっておきたいものもありますよね。けれど、今それと向き合うのはつらすぎる。

そんなときにおすすめしたいのが、**「壺」に一時的に預かってもらうワーク**です。

まずは、壺をひとつ用意してください。自分の頭のなかにでも、現実に壺を用意しても、どちらでもけっこうです。たくさん入るように、できるだけ大きめのものをおすすめします。色、形、素材なども好きなように選びましょう。そして、**自動思考や気分・感情があふれそうになったら、しっかりとそれを受け止めたうえで、壺のなかに入れる**のです。ドドッと流し込むイメージがいいですね。

壺はいつでもそこにあり、流し込んだ自動思考や気分・感情もそのままです。

大切なのは、ふたのない「壺」であること。これなら、落ち着いたときに「よし、ちゃんとあるな」と確認したり、取り出して見たりすることもできます。

もしこれが、ふた付きの壺や鍵の付いた箱だったら、なかに入れたものを完全に見えなくしてしまうことになりますよね。

壺のワークは、**自動思考や気分・感情が高まったときに、それをなかったことにするのではなく、しっかりと受け止めたうえで「一時的に預かってもらう」**だけなのです。言ってみれば、壺を自分の分身とするということなんですね。

心理学の世界では、「壺イメージ療法」という昔から知られている壺を使ったワークもあります。

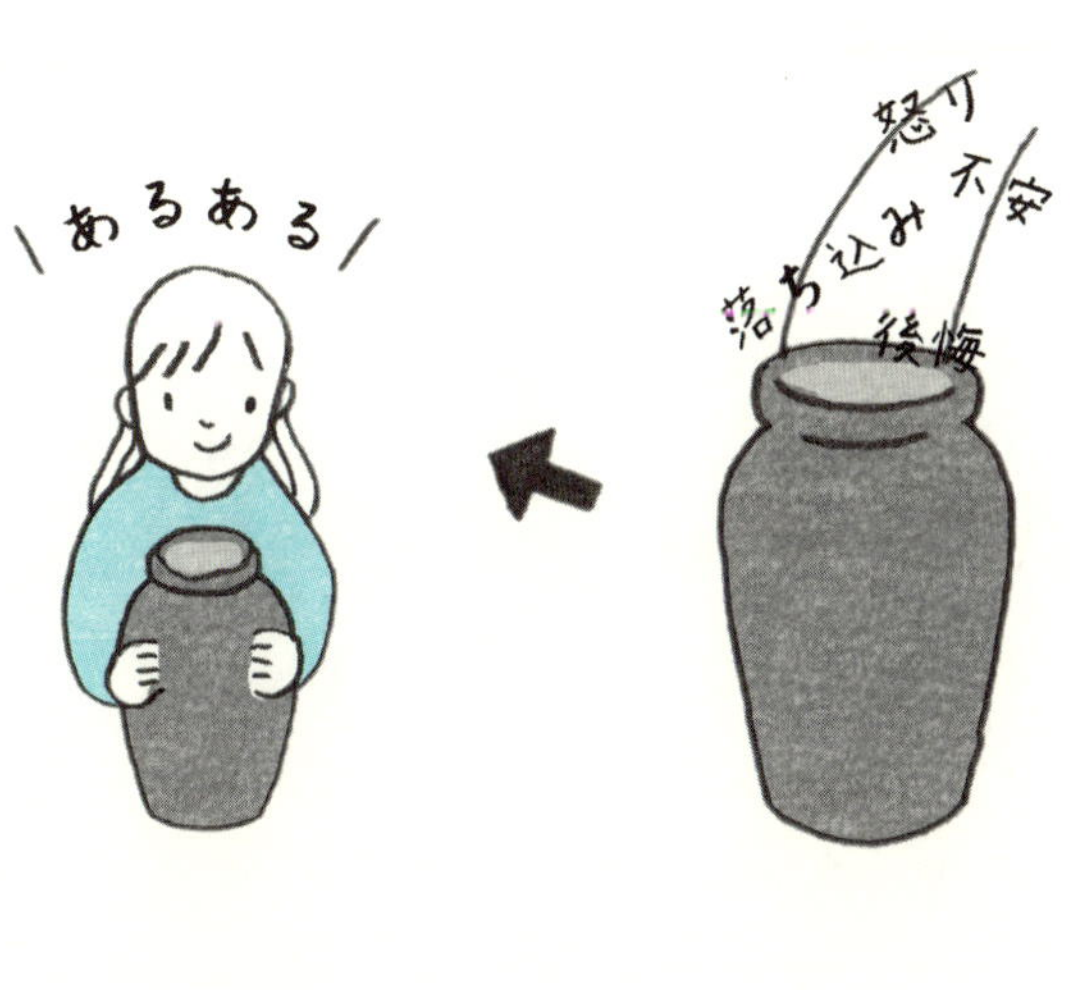

## ワーク7 五感を使う「チョコレートエクササイズ」

ここからは、身体感覚・行動系のマインドフルネスを紹介していきたいと思います。まずは「食べる」という行為に注意を向けてみましょう。**たった一口を徹底的に細分化し、ひとつひとつの感覚を受け止めること**がマインドフルネスのワークになります。ここでは、「チョコレート」を題材にして、例をあげてみますね。

チョコレートを一粒手にとる。「意外に硬いな。あ、だんだん手で溶けてきた」。眺める。「企業ロゴが刻印されているな。よく見ると気泡がある」。匂いをかぐ。「この香ばしい香りは、カカオかな」。口に入れる。「ひんやりしている。でも表面が溶けてきたぞ」。味わう。「甘い。でも、じんわりと苦みも広がってきた」。かんでみる。「奥のほうはまだ芯が残っていて、カリッと聞こえたな」。飲み込む。「喉をチョコレートが通っていく。鼻からカカオの香りが抜けていく」。余韻を感じる。「まだ舌の上に味が残っている。まろやかさが増したかな。あぁ、スーッと消えていく……」

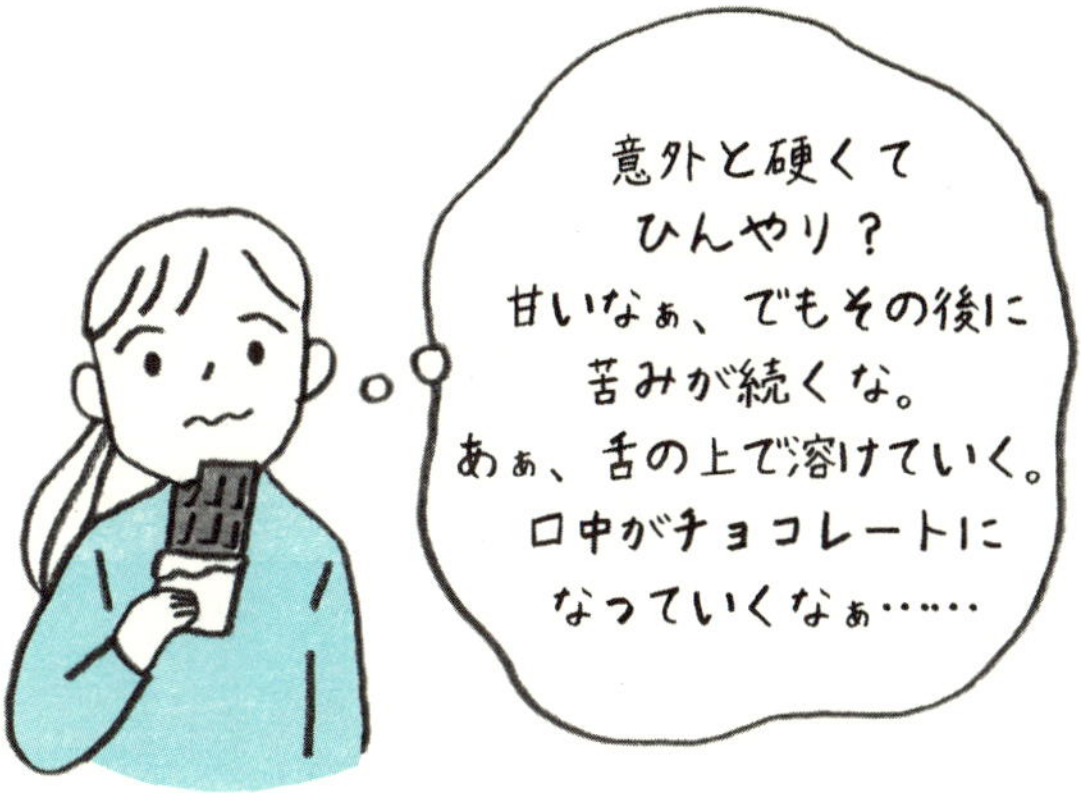
意外と硬くて
ひんやり？
甘いなぁ、でもその後に
苦みが続くな。
あぁ、舌の上で溶けていく。
口中がチョコレートに
なっていくなぁ……

いかがでしょうか。**たった一粒のチョコレートを食べるという行為にも、視覚、嗅覚、聴覚、味覚、触覚という五感のすべてが凝縮されている**のです。

味わっていくなかで自動思考や気分・感情が生じたら、それらもあるがままに受け止め、同じように味わってください。

このワークは、チョコレートに限らず、すべての食べ物や飲み物に適用できます。ただの水が、やわらかい香りや舌触り、甘みを持っていることにおどろくでしょう。毎日のご飯の最初の一口だけをマインドフルに味わってみてもいいですね。はじめはもどかしく感じるかもしれませんが、**このワークを続けているうちに、あらゆる体験を丁寧に味わえるようになってきます。**

## ワーク8 感覚を研ぎ澄ます「触るワーク」

わたしたちは日々、あらゆるものに触れています。しかし、よほど特別な感触だったり、冷たかったり熱かったりするものでなければ、そこに注意を向けることはほとんどありません。そこで今回は、**「触る」という行為を通して、手のひらに伝わる感触、温度などをしっかりと感じるワーク**に取り組んでみましょう。

まずは、目の前にあるものを触ってみましょう。わたしは今、机を触ってみました。堅くて、ひんやりとしています。なおも触っていると、少しずつ体温で温まってきて、同時に木のやわらかな質感を感じられるようになってきます。それから、表面に塗ってあるニスのツルツルした感触にも気づきました。次に壁を触ってみます。思ったより壁紙がザラザラしていますね。奥が空洞なのか、少し軽い感じもします。今度はボールペンを触ってみます。何気なく使っていたけれど、角がついていて持ちやすくなっていることを発見しました。

触るものはなんでもかまいません。**ものだけではなく、自分の体にも触ってみましょう。**自分の体温、筋肉の付き方や骨のゴツゴツした感触、心臓の鼓動などを改めて確かめてください。そこでダイエットの必要性などを感じてしまっても、その思考はひとまずおいておき、自分の体の感触をありのままに受け止めてください。ペットのふさふさした毛の感触や、自分以外のだれかの体温を感じてみてもいいですね。あるいは、素足で歩き、床の感触を受け止めてみてもいいでしょう。

このように、**日常的な「触る」という行為でも、注意深く行なえば、実にさまざまな感覚に満ちていることに気づける**のです。

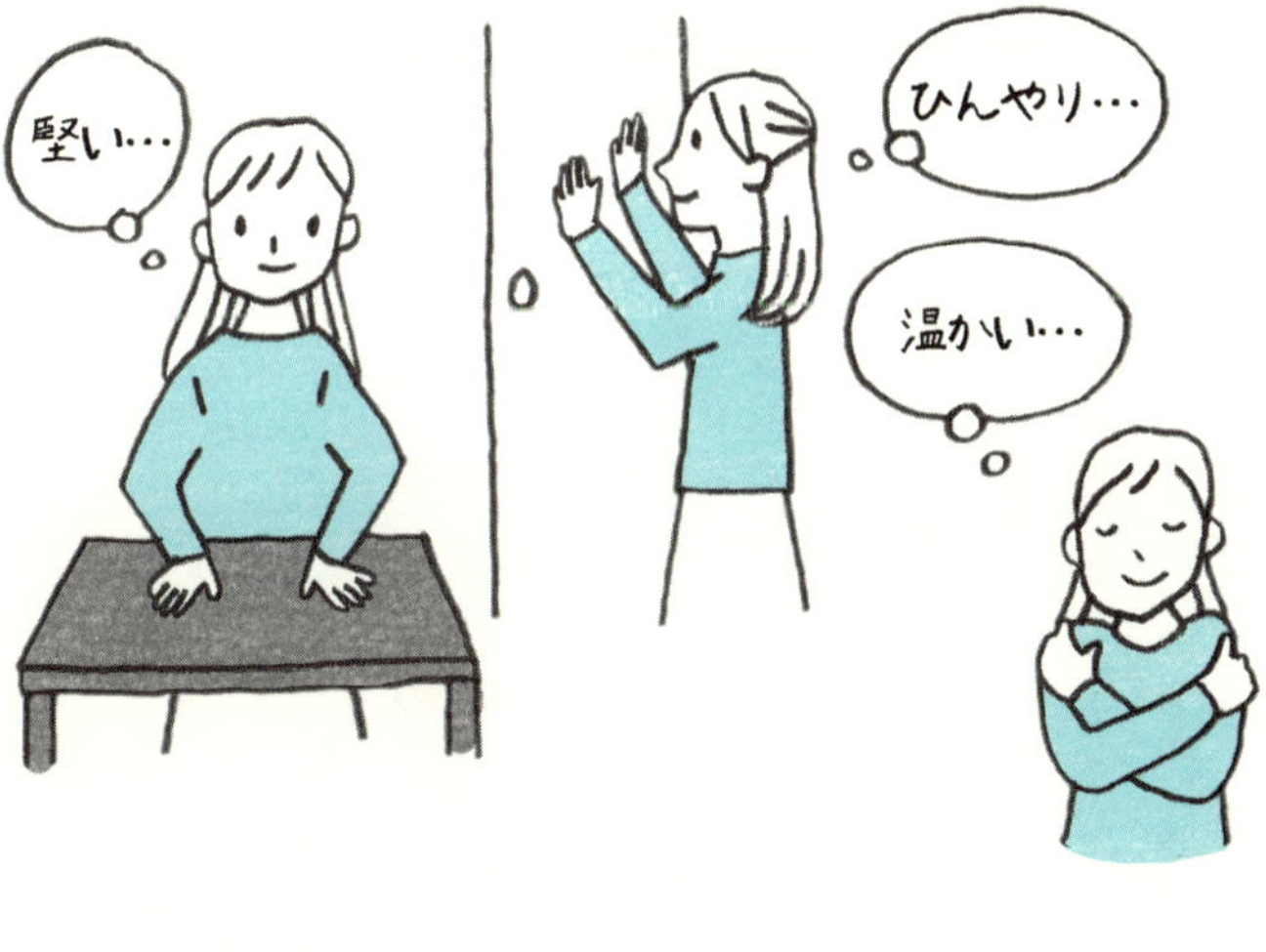

## ○ワーク9　好きな香りではじめる「香りのワーク」

わたしたちは毎日の生活のなかで、さまざまな香りに囲まれています。いい香り、いやな香り、どちらでもない香り。そんな**理屈抜きで入ってくる「香り」をありのままに受け止め、マインドフルに感じてみようというワーク**です。

最初になにかひとつ、実際に香りを用意してください。せっかくなので、自分の好きな香りがいいですね。ここではお香を例にして、次のようにシミュレーションを行なってみました。

お香に火をつけ、立ち上る煙をかいでみる。「ああ、いい香り」「お香って不思議と心がリラックスできるよな」「これはなんの香りだろう、そうだ、白檀《びゃくだん》だ」「インド雑貨屋の前を通って、いい香りだから買ってみたんだ」「心がどんどん静まってくるな」「このまま瞑想できそうだな」「白檀の木ってどんな香りなんだろう？」「いつかインドにいってみたいな」「本当にいい香りだな」

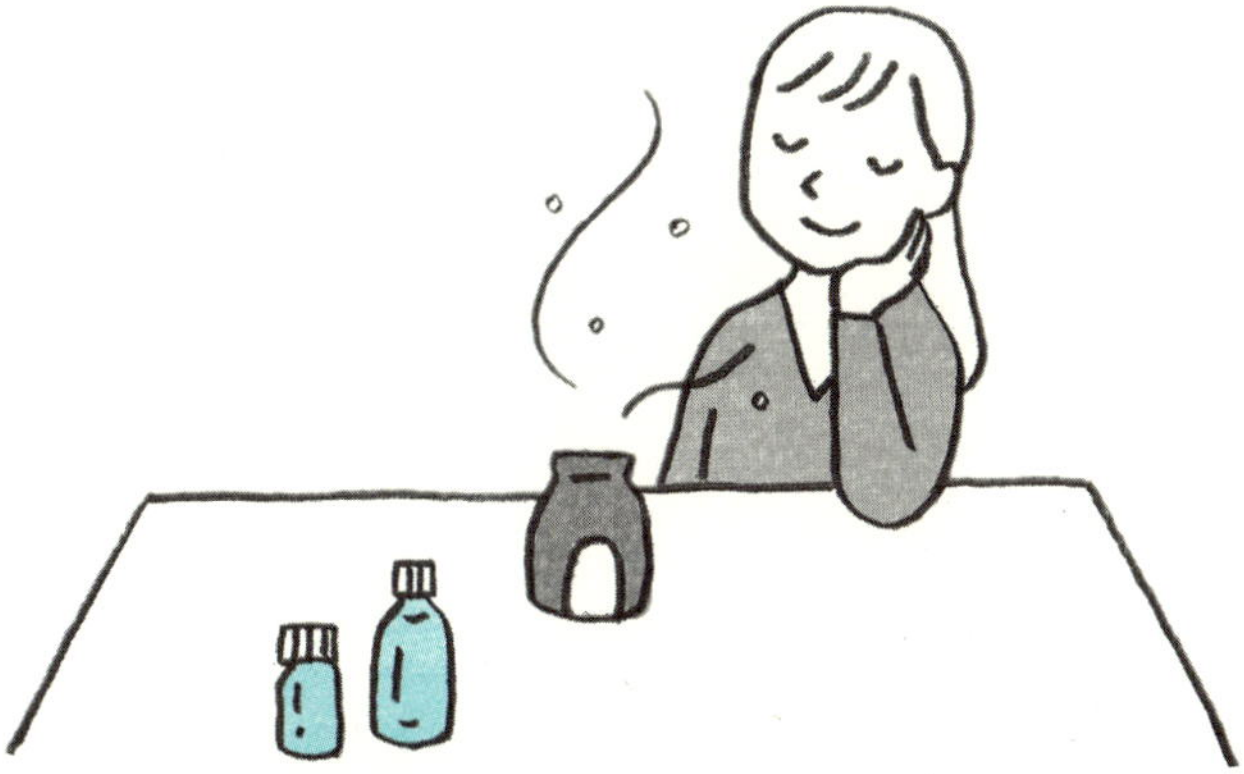

**意識しなくても自動的に入ってくる「香り」は、マインドフルネスのワークがとてもしやすい**ものです。

まず自分の好きな香りでワークを続けていけば、自然とほかの香りもマインドフルに感じられるようになるでしょう。

なんの香りでもかまいません。アロマオイル、ハーブ、フルーツ、さまざまなスパイス、近所の花壇、パン屋の前、コーヒー、紅茶、お酒、畳、フレグランス、洗いたての洋服、干したばかりの布団など、好きな香りで試してください。やがて、花壇に咲く花の香り、雨上がりの地面の匂い、住宅街に漂う夕げの匂いなど、わたしたちのまわりには、さまざまな香りが満ちあふれていることに気づくはずです。

## ワーク10 さまざまな音に気づく「聞くワーク」

味覚、触覚、嗅覚のワークが続きましたので、今回は**聴覚に焦点を当てた「聞くワーク」**を紹介しましょう。注意して耳をかたむければ、日々の暮らしがさまざまな「音」や「声」であふれていることに気づくはずです。

たとえば空調の音、となりの人がキーボードを叩く音、外で子どもたちが遊んでいる声、自動車が通り過ぎる音、鳥のさえずり、風の音など、実ににぎやかです。自分の呼吸音、お腹の鳴る音、口の開閉音、歯をかみ合わせる音など、自分の内側からもさまざまな音を発していることがわかります。

**このワークを日常のさまざまなシーンで実践してください。**会社の会議であれば、資料をめくる紙の音、ホワイトボードに書き込む音、だれかのせきばらい、ひとりひとりの声の個性も感じとれるはずです。公園や川、海などの自然のなかにいけば、風に揺れる木々の音、水の流れる音、潮騒《しおさい》などが聞こえてくるでしょう。夕暮れどきに住宅街を歩けば、トントンと包丁でまな板を叩く音が聞こえてくるかもしれません。

雨量による雨音のちがい、体格や靴の種類による足音のちがい、車種によるエンジン音のちがいなど、同じ音でも聞こえ方がさまざまなことにも気づくでしょう。

音は、香りと同じように自然と自分のなかに入ってくるものなので、マインドフルネスにとても適しています。**好きな音、きらいな音などの評価をくださず、聞こえる音をただの音として認識してください。**不思議と雑念が消え、心が静まってくるのが感じられるはずです。目を閉じればより集中できますが、そのまま「寝落ち」してしまいがちなのでご注意を。わたしはよくやってしまいます（笑）。

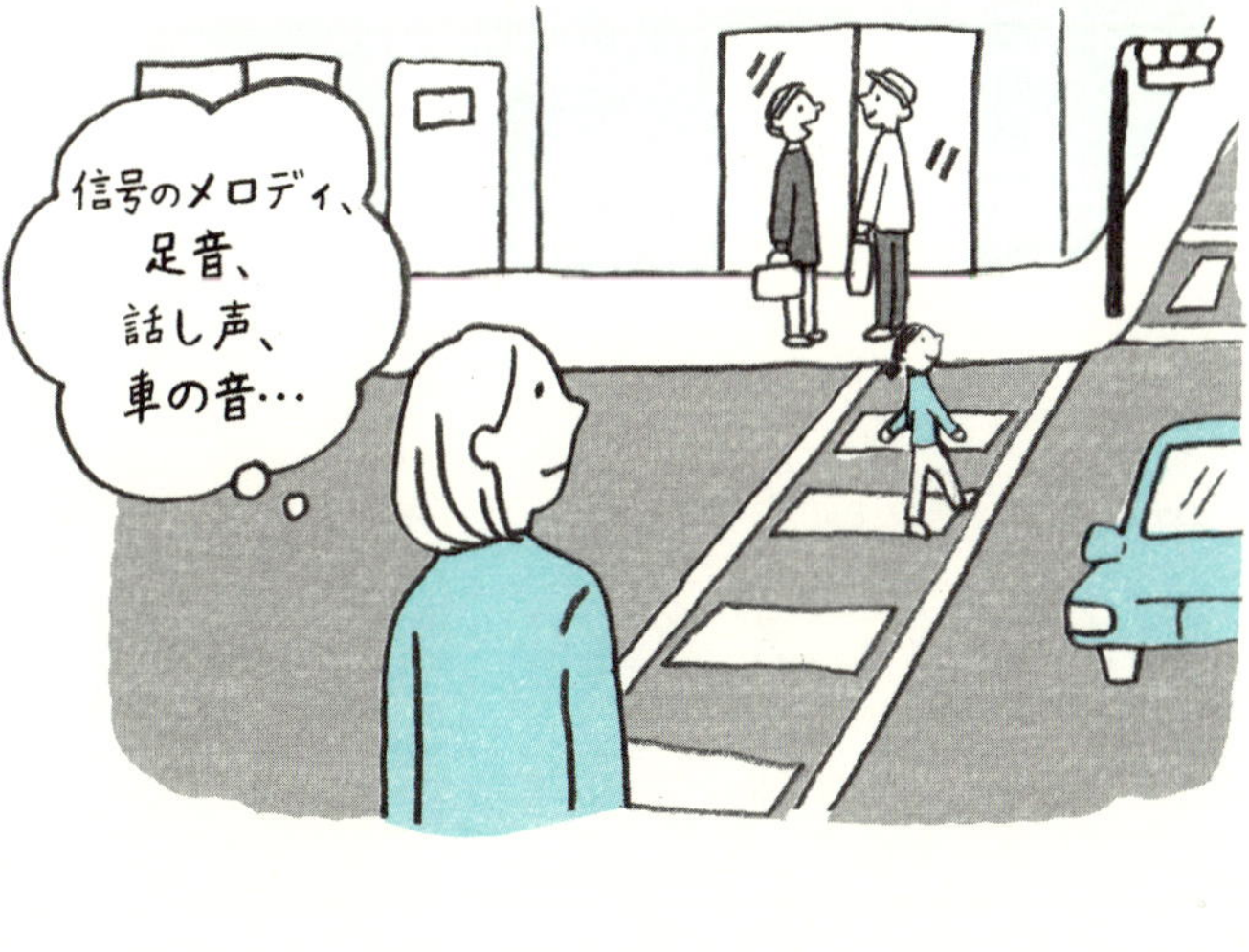

## ワーク11 空気の出入りを感じる「呼吸のワーク」

生きていればだれでも呼吸をしています。息を吸っては吐いてを繰り返す、あまりに当たり前すぎて、普段意識を向けることはほとんどないでしょう。今回は、そんな**「呼吸」を使ったマインドフルネスのワーク**を紹介します。

さまざまな健康法でも呼吸法は取り入れられていますが、基本は、「ゆっくりと息を吸い込み、ゆっくりと吐き出す」ではないでしょうか。けれどマインドフルネスでは、呼吸をコントロールしません。**呼吸がゆったりしているとき、速いとき、深いとき、浅いとき、すべてをあるがままに受け止める**のです。こちらも例をあげてみましょう。

**「鼻から空気が入ってくるな」「ひんやりして鼻の奥が少しツンとする」「お腹がふくらんできた」「お、今度は空気が出ていくぞ」「お腹がへこんでいく」「また吸い込んだ。今度はさっきより長く吸い込んでいるぞ」「お腹だけじゃなく、胸もふくらんでいるのか」「今度は口から息を吐いているぞ」「息苦しい。少し鼻が詰まっているのかな」**

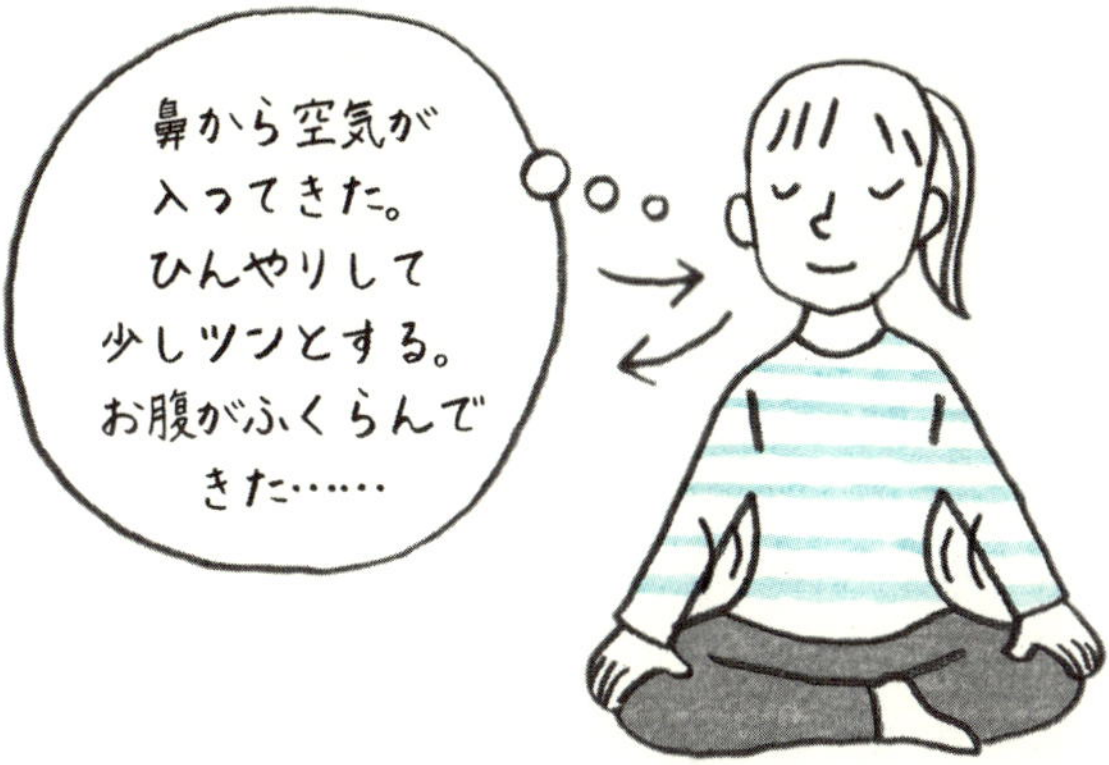
鼻から空気が
入ってきた。
ひんやりして
少しツンとする。
お腹がふくらんで
きた……

「そういえば風邪気味だったな」「鼻から吐くのに比べて時間が短い。口からのほうが一気に吐き出せるのかな」「あ、また吸いはじめた」「自分の呼吸音って、けっこううるさいな」

これをひたすら繰り返します。**自分の呼吸を「実況中継」する感覚**ですね。

なお、「呼吸を感じる」ことをわかりやすく説明するためにここでは言語化していますが、かならずしもその必要はありません。鼻腔《びこう》を通る空気の感触や温度、胸やお腹がふくらんだりへこんだりする様子、肺に溜まった空気を吐き出す感じ、そのときに浮かぶ自動思考や気分・感情をただ感じて、味わってもらえればけっこうです。

## ワーク12 体を輪切りにする「ボディスキャン」

その名の通り、CTスキャンのように全身をくまなくスキャンしていくイメージワークです。**頭のてっぺんからつま先まで、体を輪切りにするようにして、それぞれの箇所に注意を向けていきます。**実際にCTスキャンを撮ったことがある人なら、そのときの写真をイメージしてもいいですね。

それでは、頭からはじめていきましょう。ちょうど脳みそのあたりを輪切りにされています。「ボーッとして重い」「寝不足で少し頭痛がする」などの感覚をつかんでいきます。次は目にきました。「目の奥に疲れがある」「まぶたが重い」。今度は鼻です。「鼻の奥がムズムズする。アレルギーかな?」。口までやってきました。「つばがわいてきた。でも、潤っている証拠だな」。首を通り、肩に達します。「うわ！ものすごい肩こり！　今週末にマッサージにいこう」。胸を通ります。「上下に動いている。しっかり呼吸しているな」。次はお腹です。「お腹の調子は快調だな」

というように続けていき、つま先まで終えたら完了です。**頭痛がする、目が疲れている、肩こりがするなどの感覚もそのまま受け止めましょう。**

また右の例では、途中で「マッサージにいこう」という自動思考が出てきましたね。そのまま感じていただいてかまいませんが、「どこのマッサージ店にしようかな」「あその店はヘタだったよな……」などと関係のない思考が連なってしまうようなら、注意を体に向けなおしてください。

このワークは、全身のどこからはじめてもかまいません。今回の例とは逆に、つま先から上がってくるイメージでもいいですね。寝ている状態だけでなく、立っているとき、座っているときでもはじめられます。

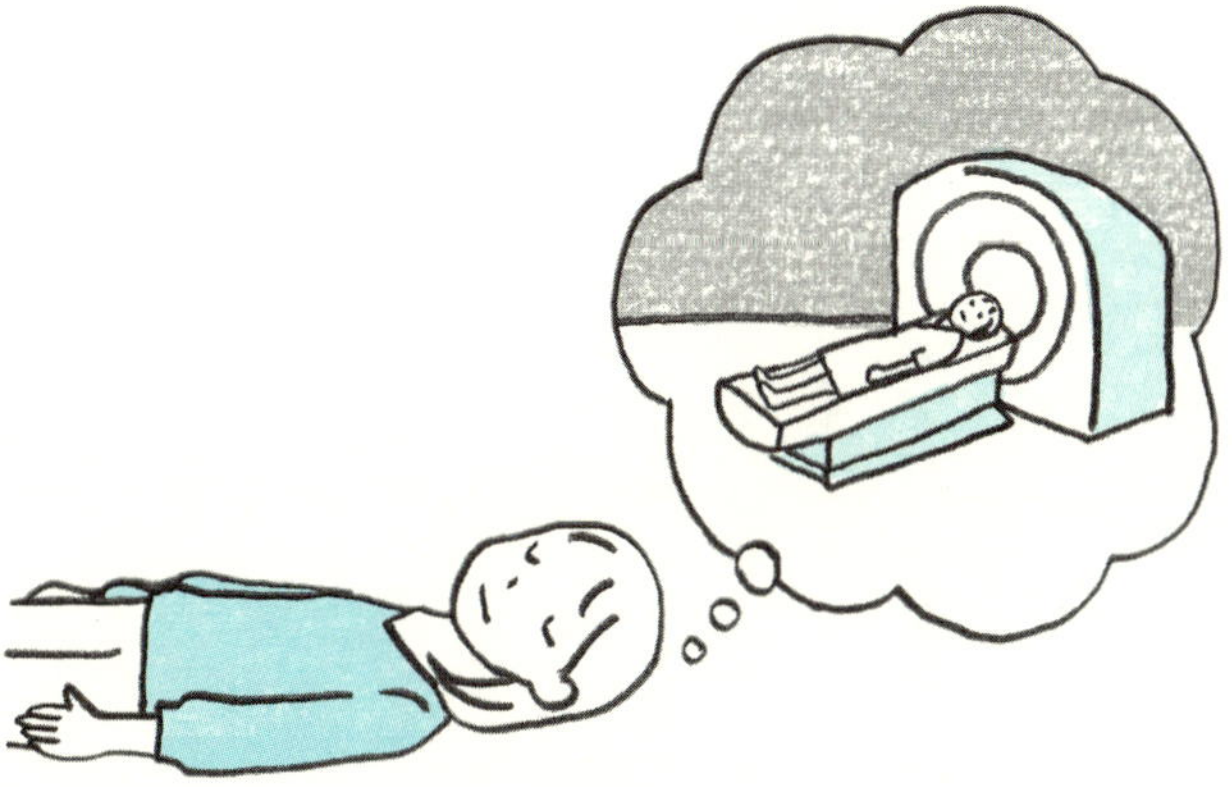

# マインドフルネスはひたすらワーク！

以上で、マインドフルネスのワークは終了です。

日常的に、さまざまなことに評価や判断をくだすことに慣れきっているわたしたちにとって、「あるがままに受け止める」ということは、そう簡単ではありません。

まさに、「言うは易く行なうは難し」ですね。

しかし、**マインドフルネスを習得すれば、ストレスにおびえることも、そこから逃げることもなくなります**。いいことも悪いことも同じように、あるがままに受け止めることで、心を常にニュートラルな状態に置いておけるようになります。そして、日々の暮らしを丁寧に味わうことで、心が豊かになっていきます。**最終的な目標は、「マインドフルに生きる」ということなのかもしれません**。

そのためには、ひたすら練習あるのみ！

紹介したワークは、ぜひ毎日実践してください。そして、日々の暮らしのなかにも当てはめていきましょう。周囲にあふれている音、太陽の温かさ、風の心地よさや冷たさ、踏みしめる地面の固さ、季節ごとの匂いなどを感じられるようになるはずです。毎日の料理で使う食材ごとの特徴、掃除の前と後で違う空気や床の感触、干したての衣類の心地よさなどを感じられれば、**面倒な家事も「マインドフルネスの練習」**になっていきます。きっと世界は、気づきでいっぱいになるはずです。

そのために大切なのは、**マインドフルネスを習慣にすること**です。

すべてをマインドフルにとらえることはとても手間だし時間もかかりますので、まずは一日のうちのわずかでも時間を割いてください。慣れないうちは忘れてしまうこともあるでしょうから、なにか思い出すきっかけがほしいですね。

わたしはよく、とても大きいキーホルダーをクライアントにつけてもらいます。「なんだこれ、邪魔だな。あ、マインドフルネスか」と思い出したら、すぐに実践！　あるいは携帯のアラームを設定して、鳴った瞬間にマインドフルネスに取り組むのもいいでしょう。そのための「ネタ」は、身のまわりにあるものすべてです。

Ｌｅｓｓｏｎ2でつくったコーピングレパートリーとマインドフルネスを併用すれば、怖いものなしです！

COLUMN

# マインドフルネスも記録に残そう！

P85で紹介したコーピング日記と同じように、マインドフルネスもぜひ記録しましょう。

ストレスを自分がどのように受け止め、味わい、手放していったのかを書き出すのです。毎回ではなく、思いついたときに記録するだけでもけっこうです。

ストレスだけでなく、マインドフルにとらえた日々の生活についてもぜひ記録したいですね。「マインドフルに野菜を切った」「水を飲んだ」「掃除をした」「コーヒーをいれた」など、なんでもけっこうです。わたしのクライアントには、毎朝ホットミルクをマインドフルに飲み、その一口目をすべて記録している人もいます。ワークシートはP190に用意しましたので、自由に書き出してみてください。

記録に残す効果は、振り返りができることだけではありません。記録に残すことでやる気になり、しだいに習慣化されていくという効果も期待できるのです。

## マインドフルネスの記録

水を飲む。ミネラルウォーター。水道水に比べて口当たりがやわらかい。清々しい。口のなかの隅々に広がっていく。舌の上に甘みが広がる。水って甘いんだ。一気に飲み込む。喉を通って胃に下りていく。お腹のなかに冷たい感覚が広がっていく……

Lesson

# 5

# 「スキーマ」に気づき、より深く自分に近づく

## ストレスの背景にはスキーマがある

**Lesson5では、「スキーマ」というものをテーマにお話ししていきます。**

スキーマ（Schema）を直訳すると「図解、図式」という意味ですが、心理学では**「まとまって記憶されている情報や知識」**のことを指します。

たとえば信号を渡るとき、「赤は止まれだな。よし、止まろう」といちいち考えませんよね。これは、わたしたちの頭のなかに「赤は止まれ、黄色は注意、青は進め」という「信号スキーマ」が刻まれているからです。そのおかげでわたしたちは、無意識のうちに信号の色が持つ意味を理解できます。わたしたちはほかにも無数のスキーマを持っていて、そのおかげで安全に、効率よく生きることができます。

レストランで食事をするときに、「ドアを開けて入り、イスに座って、メニューを見て注文する」という一連の動作をいちいち意識はしないでしょう。行列があれば、「割り込みはマナー違反だから」などと考えずに、自然と最後尾に並ぶはずです。これらもすべてスキーマのおかげなんです。

つまり**スキーマは、自分を守り、生きやすくするために形成されるもの**なのです。

以上が、スキーマに対する簡単、かつ一般的な説明です。

前置きが長くなってしまいましたが、Lesson5でクローズアップしたいのは、**「早期不適応的スキーマ」**です。また難しい単語が出てきましたが、これはつまり、**幼少期（早期）の生活環境によって形成される、ちょっと困った（不適応的）スキーマ**のことです。

たとえば、親から虐待を受けて育った子は、「だれも信用できない」というスキーマをつくり出すことがあります。親から放置されて育った子は、「自分はだれにも愛されない」というスキーマを生み出すでしょう。逆に、過剰な保護を受けて育てられれば「だれかに頼らないと不安だ」というスキーマが形成されるかもしれません。

これらはすべて、自分が生き延びるために形成されたものです。たとえば、虐待を受けた子どもは、「だれも信用できない」というスキーマをつくることによって、無防備に他人に近づき、より深く傷つけられることを防ごうとしているからです。

しかし、**このスキーマを抱えたまま大人になってしまうと、かなり生きづらくなり**

**ますよね。**社会にはさまざまな人がいます。信用できる人、親切な人、やさしい人だってたくさんいます。そういう人たちとつながり、信頼し合い、助け合うことによってわたしたちは生きていけます。「だれも信用できない」と考えてしまう人が果たしてしあわせになれるのかどうか、答えはあきらかでしょう。

このように、**最初は自分を守るために形成されたはずなのに、大人になると自分を苦しめてしまうスキーマが「早期不適応的スキーマ」**です。

**わたしたちが抱えるストレスには、多くの場合、この早期不適応的スキーマ**（少し長いので、以後は単に「スキーマ」と記します）**が関係しています。**

**同じ経験をしても、それをストレスに感じる人と感じない人がいるのは、スキーマが個人的な経験に根ざす、その人固有のものだからです。**

急に約束をキャンセルされたときに、「じゃあまた次回に！」と軽く流せる人と、「なにか怒らせるようなことをしたかな」「きらわれているのかな」と不安にとらわれてしまう人がいるのは、その人が持つスキーマが異なるからです。

ということは、**自分のスキーマに気づき、その作用を緩和できれば、ストレス自体の発生を軽減できることになる**のです。実に頼もしいコーピングですよね。

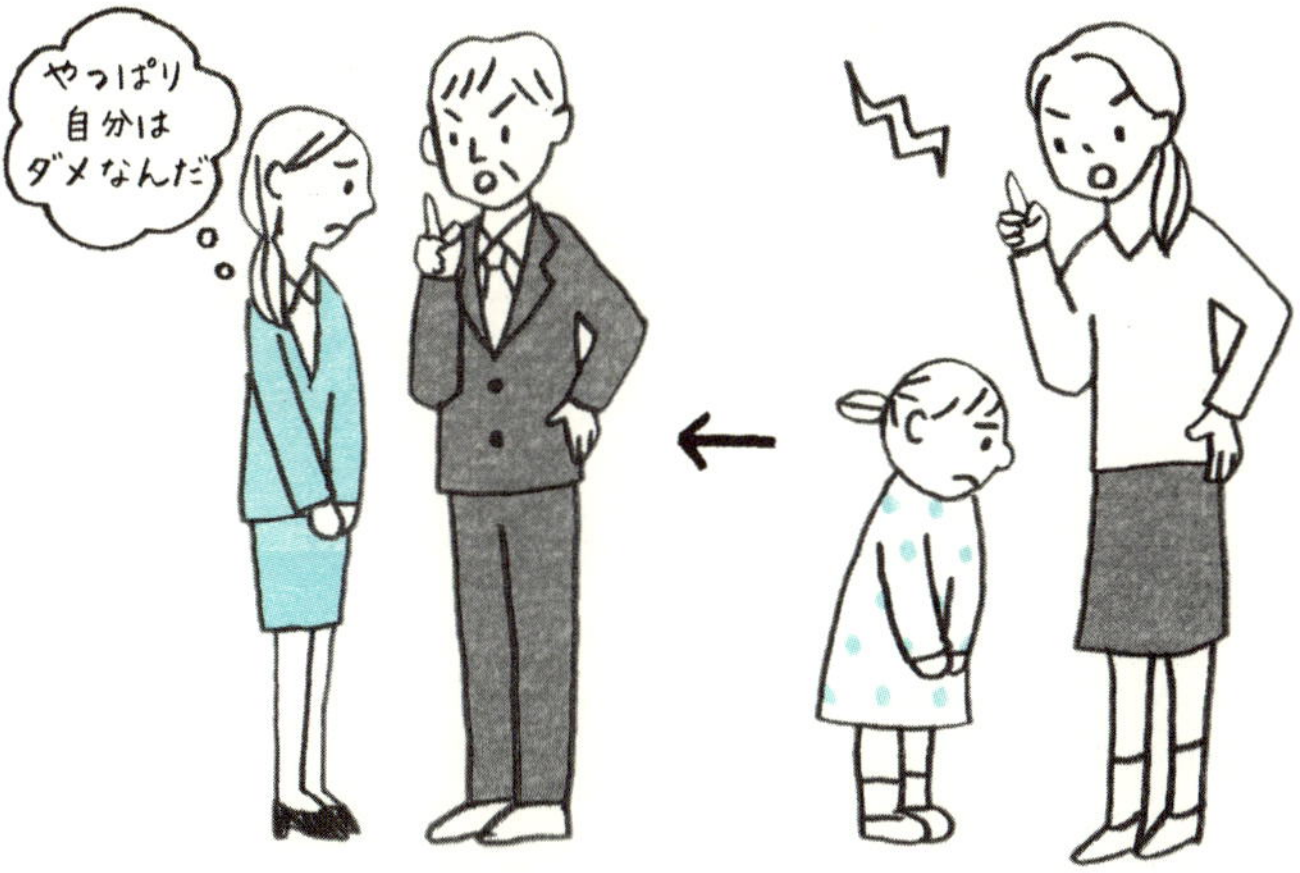


次のページから、代表的なスキーマを9つあげてみました。

きっと、**「これこそ自分のスキーマだ!」**と思えるものがあるはずです。その際には、そのスキーマの名前をぜひ覚えてください。自分の心の動きに名前がつけば、より気づきが得られやすくなるはずです。

**そうして見つけた自分のスキーマに対して、どう向き合っていくのか。そこでは、これまでにお話しした「セルフモニタリング」と「マインドフルネス」の技法を取り入れていくことになります**（これについては最後にお話しします）。つまり、Lesson5をもって本書の総決算となるのです。

それでは、いざスキーマ探しへ!

## ○スキーマ1 だれにもわかってもらえない

人はだれでも、「理解されたい、愛されたい、守ってもらいたい」という感情的欲求を持っています。幼少期に親から無条件の愛情を注がれることで、その欲求が健全に満たされるものですが、あまり関心を向けてもらえず「自分は理解されている」「愛されている」という安心感が欠如したまま成長してしまうと、「わかってもらえないスキーマ」が形成されることがあります。

このスキーマを持つ人の思考パターンを例にあげてみましょう。

「だれからも理解されていない」「自分の考えをわかってくれる人はいない」「自分を愛してくれる人はいない」「だれも自分を守ってくれない」「自分は孤立している」「本当の友だちなんて一生できない」「自分はひとりぼっちの野良犬みたいだ」……etc.

たとえば、まわりから見ると奇異に感じられるほど熱烈な愛情表現をし、また相手

### わかってもらえないスキーマ

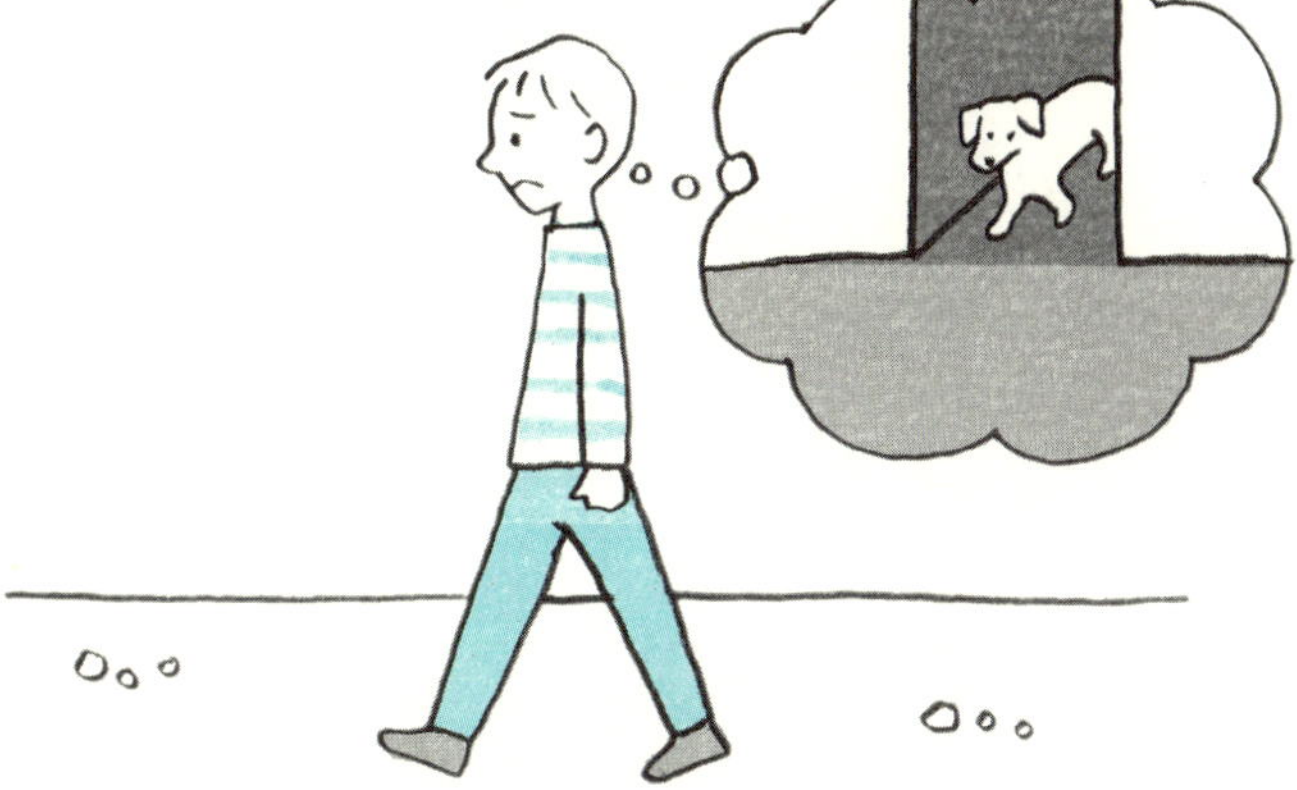

にもそれを求める人がいますよね。これは、「わかってもらえないこと」に対する潜在的な恐怖心からくるものです。そして、わずかでも冷たい態度をとられると、「自分のことがきらいなんだ」「やっぱりだれにもわかってもらえない」「だったら、いっそこっちから切り捨ててやろうか」という極端な思考や行動に走ってしまうことも少なくありません。

あるいは、**はなから人と関わろうとせず、だれに対しても距離をとろうとする人もいるでしょう**。

行動として現れる反応は真逆ですが、ともに「自分はだれにもわかってもらえない」というスキーマからくる思考がとらせる行動なのです。

## スキーマ2 ダメな自分が恥ずかしい

**幼少期に、「お前はダメだ！」「なんでこんなこともできないの！」と言われたり、優秀な兄弟と比較され続けたりした人は、「欠陥・恥スキーマ」を形成してしまいがちです。**「自分はダメな存在だ」という思い込みと、「こんな自分が恥ずかしい」という自意識がからみ合うことで生まれるスキーマです。思考例としては、次のようなものがあげられます。

**「まわりの人に比べて自分は劣っている」「うまく人と話せない」「見た目もよくない」「失敗ばかりしている」「こんな自分が恥ずかしい」「だれにも自分の欠陥を知られたくない」「だれとも深く関わらなければ、自分の欠陥もバレないだろう」**……etc.

このスキーマを持つ人は、**ダメな自分を隠そうとする気持ちが強く、極度に失敗を恐れ、取り繕おうとします。**欠陥を知られることで人から拒絶されることにおびえるあまり、斜に構え、周囲と一線を引いてしまうこともよくあります。

また逆のパターンでは、**実際以上に自分を大きく見せようとすることもあります**。

大昔の武勇伝をいつまでも誇らし気に語る人、少し関わっただけの仕事を「オレがやったんだ」と自分ひとりの手柄にしてしまう人、生まれ育ちや出身地を自慢する人など、１人や２人は身近な人の顔が思い浮かんでいるかもしれませんね。

このタイプの人たちは、**なにかに失敗したとき、必要以上に自分を恥じ**、二度とそこに近づかなかったり、関わった人との付き合いを断ってしまったりもします。尊大な言動をする人ほど、その奥には根深いスキーマが根付いているものなのです。

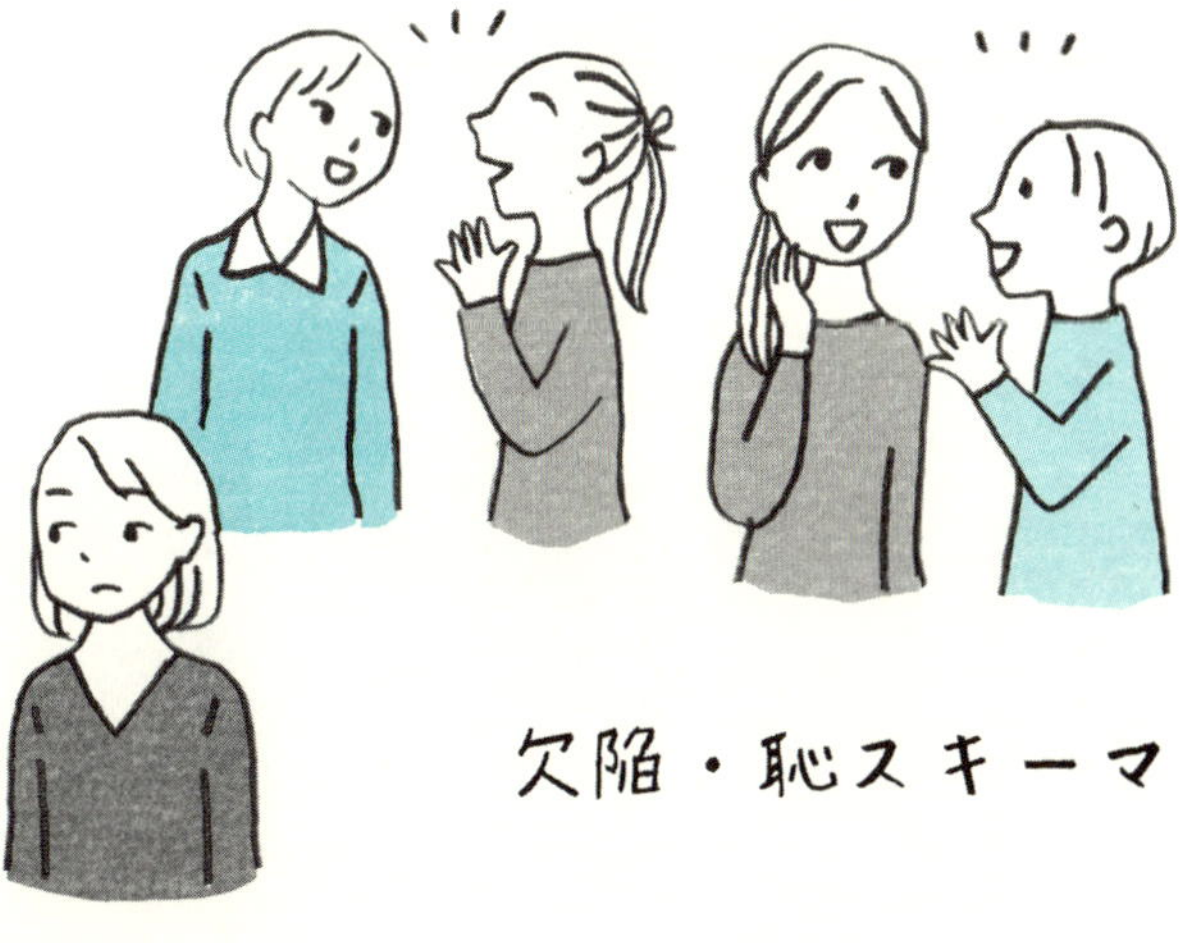

欠陥・恥スキーマ

## スキーマ3 自分が犠牲になればいい

だれかがつらそうにしている姿を見るくらいなら、自分がその苦労を担いたいと考える人がいます。それで問題が解決するなら、進んで自分が犠牲になろうとします。自分の仕事が終わると残業をしてでも他人の仕事を手伝う人など、日常的にもこのタイプを見かけることがあるでしょう。それは一見賞賛されるべき人間の姿なのかもしれませんが、**あらゆる面で他人を優先してしまうようであれば、「自己犠牲スキーマ」を持っているのかもしれません。**思考例としては、次のようなものになります。

**「自分より相手を優先するのは当然」「自分のことは後回し」「みんながよろこんでくれるならそれがしあわせ」「人のよろこびは自分のよろこび」「だれかが苦しむくらいなら、自分が犠牲になりたい」「みんなのためにもっと頑張らなきゃ！」……etc.**

このスキーマは、本来負うべきではないほどの責任を幼少期に押し付けられてしま

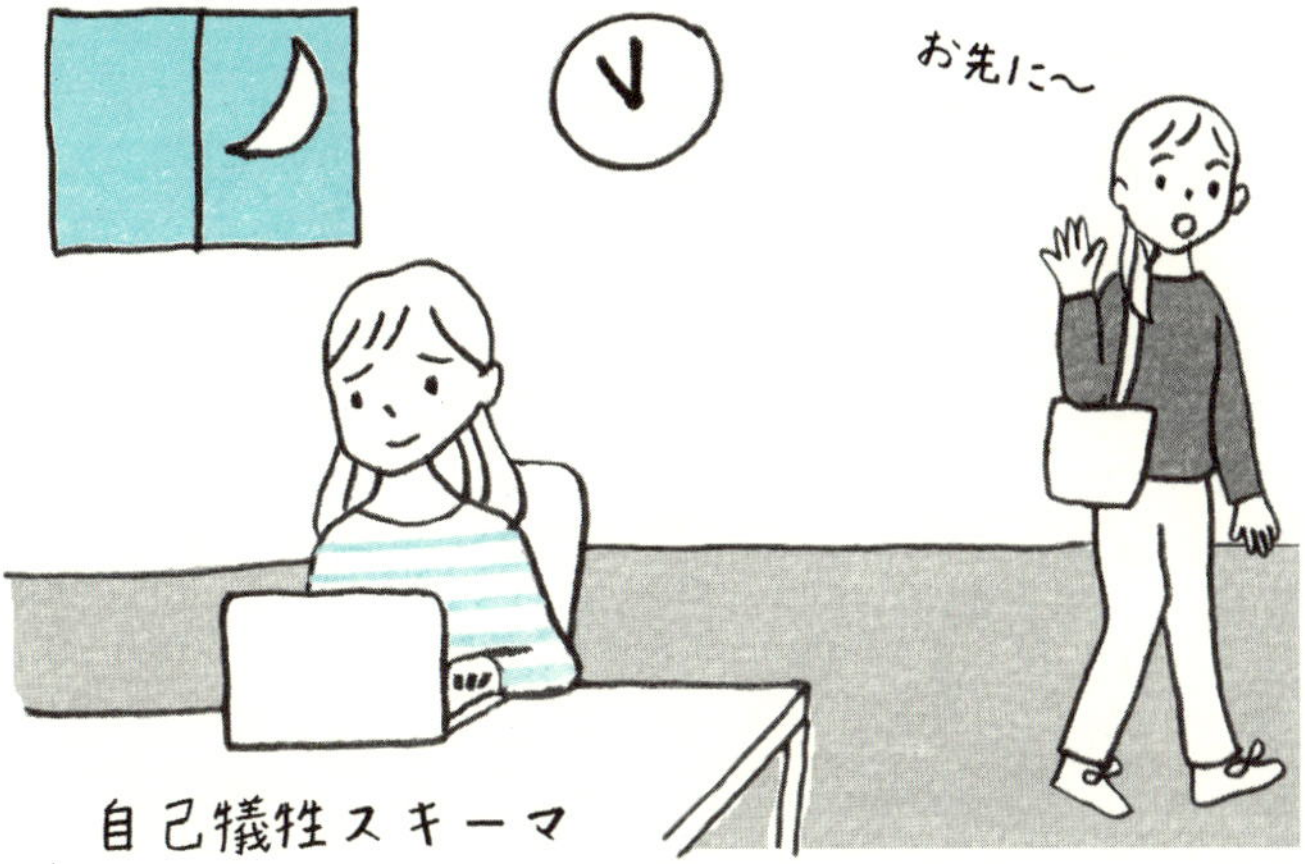


自己犠牲スキーマ

**うと発生します**。わたしのクライアントの例で言えば、母親がアルコール依存症だったケースがありました。「お母さんにお酒をやめさせなきゃ」「家庭が壊れるのを防がなきゃ」「わたしが頑張らなきゃ」……。親の庇護のもとにのびのび育つはずの時期に家族を支えながら過ごした彼女は、「自分がなんとかしなきゃ」という思いから解放されずに大人になってしまったのです。

彼女は、常に人を気づかい、大変そうな人を見ると進んで世話をします。そもそも、それを「自己犠牲」とすら思っていません。だから、感謝されるたびに「いえいえ」と謙遜し、**助けられなかったときは自分を深く責めてしまいます**。そして、知らず知らずのうちに疲れ果ててしまったのです。

## スキーマ4 だれかに頼らないと不安だ

責任のある仕事を任せると尻込みをしたり、早急に果たすべき課題があるのに指示を待ち続けたりする人がいますよね。仕事以外にも、どんな映画を観るか、ランチはどの店にするかなど、ささいな意思決定でも人にゆだねたがる人がいます。そして、自分で決めさせようとすると不安な顔になり、びっくりするくらい悩みはじめます。

**これは、「無能・依存スキーマ」によるしわざです。**思考例としては、次のようなものが考えられます。

「自分は無能だ」「ひとりではなにもできない」「責任を負うのが怖い」「自分にはとてもできない」「だれかに決めてほしい」「だれかに助けてほしい」「他人の指示通りに動きたい」「そうだ、あの人にお願いしてみよう」……etc.

**このスキーマは、幼少期に親から過剰な保護や干渉を受けて育つことで生まれてし**

**まいます**。もちろん、幼い頃はだれでも親の保護を受けて育つものです。しかし、「お母さんが全部やってあげる」という過保護な親のもとに育ち、その指図通りに行動していると、自分でなにひとつ決められなくなります。だれかに支配されないとなにもできない人間になってしまうのです。

その結果、**新たにチャレンジすることを恐れ、課題を先送りにしたり、「自分には無理」という思い込みからすぐに助けを求めたりする**ようになってしまいます。

一方で、そんな自分がいやで、「なんでも自分ひとりでできるようになりたい」と考える人もいます。その場合は、まわりの助けを拒み、無謀にもひとりですべてを解決しようとしてしまうこともあります。

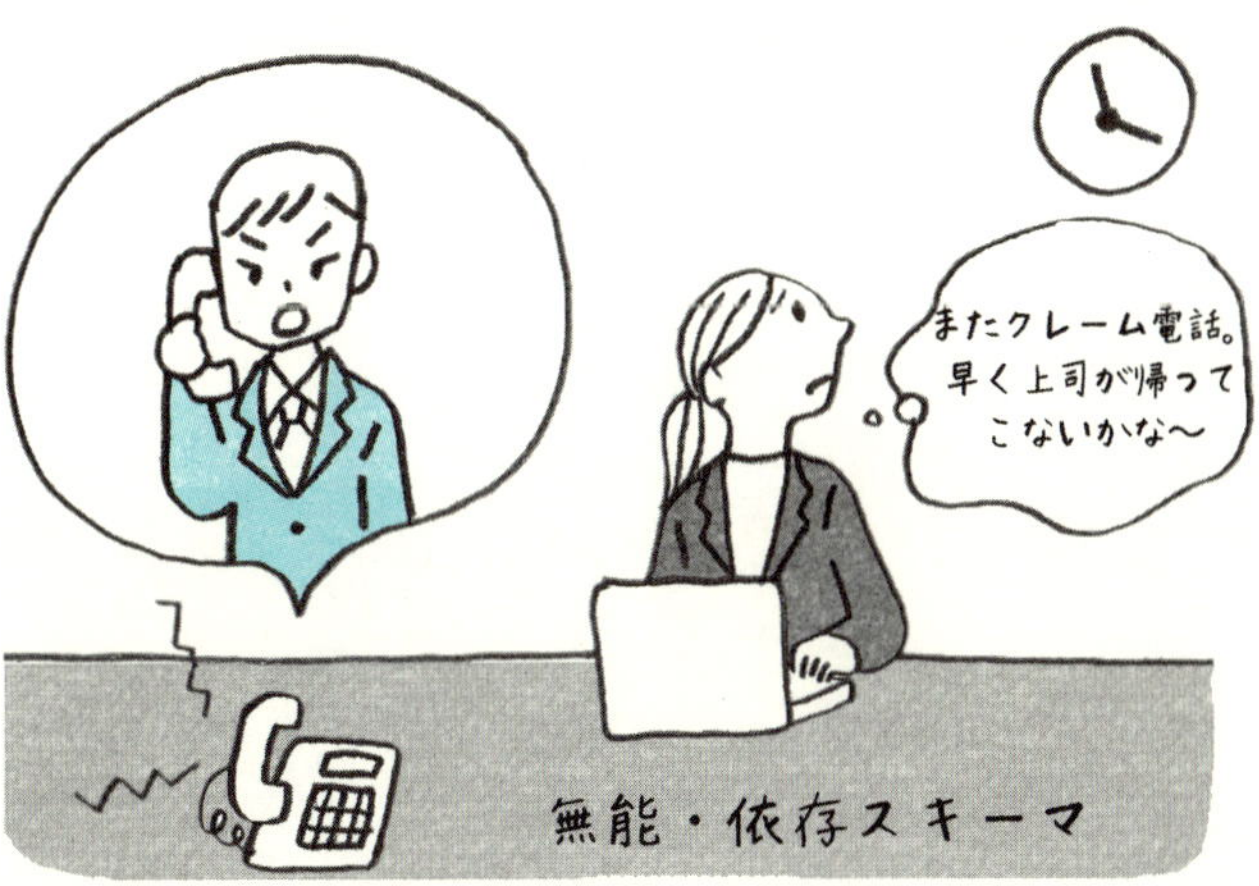
またクレーム電話。
早く上司が帰ってこないかな～
無能・依存スキーマ

## スキーマ5　自分は変わり者だ

「変わり者」という言葉は、個性的であるという意味のほめ言葉としても使われますね。けれど、だれともわかり合えず、どこにも所属できず、「なんで自分は人とこんなにも違うんだろう」と悩んでいる人もいます。自分では普通に振る舞っているつもりなのに、なぜか変わり者扱いされてしまう。**その結果、「世界で自分だけが孤立している」というイメージを抱えてしまい、まわりとの関わりを断ってしまう。**

これが「**孤立スキーマ**」です。「自分は変わっている」と自己申告してくる人は、このスキーマを持っていることが少なくありません。指摘される前に、自分から言ってしまおうという意識の表れですね。孤立スキーマの思考例は次のようなものです。

**「自分は変わり者だ」「変人だ」「なぜ変わり者だと思われるんだろう」「なんでみんなと違うんだろう」「自分の居場所はどこにもない」「世界中のだれとも交われない」「孤立している」「自分だけ仲間はずれだ」「なんでこうなったんだろう」……etc.**

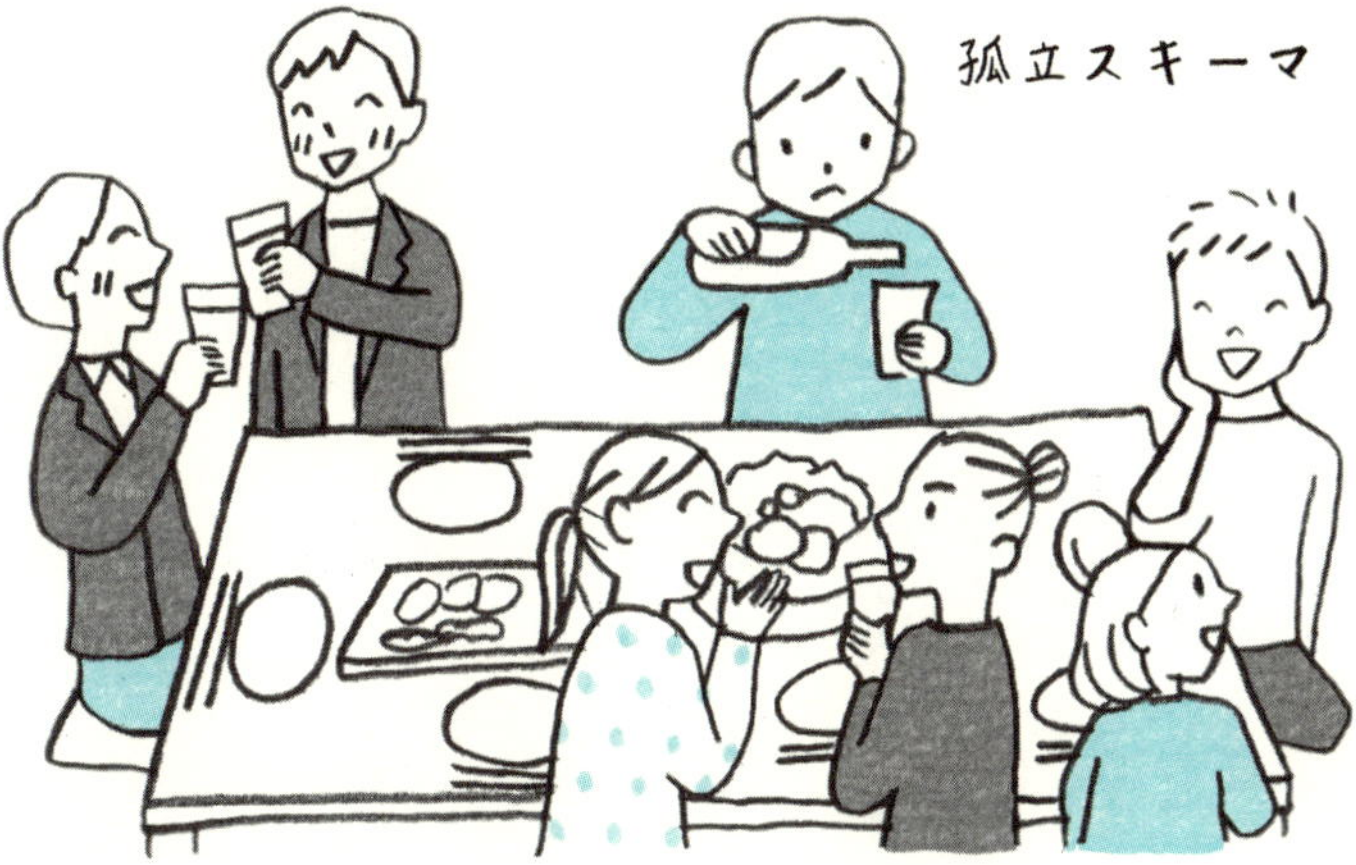


このスキーマを持っている人は、お酒の席などで、ひとりポツンとしていることがよくあります。気がつけばまわりに人がいなくなっているパターンですね。

自分でも「変人」であることに苦しんでいるため、ひとりになれる趣味の世界に没頭してしまいがちな面もあります。

また内心では、「居場所がほしい」「人と交流したい」と願っているため、インターネットの世界に居場所をつくり、そこでは中心人物になっていたりもします。

なお、「個性的でありたい」という意識から変わり者アピールをしたがる人もいますが、これはなんの問題もありません。「いや、普通だよ」などと冷たく返さずに、「変わってるよね」と応じてあげましょう。

## ○スキーマ6 完璧でなければならない

**ストレスを抱えがちな人によく見られるのが、「完璧主義的スキーマ」です。**

会社員であれば、すべての仕事に完璧を要求し、そのための努力を惜しまず、休日を返上してでも働きます。常に眉間《みけん》にしわを寄せ、まるでなにかに追い立てられているかのようです。はた目にも、ちっとも楽しそうではありません。それでは、このスキーマの思考例を見てみましょう。

**「物事は完璧にやり遂げるべき」「絶対に手を抜くべきではない」「100点をとるべき。70点や80点では意味がない」「スケジュールは絶対に守るべきだ」「目標達成のためなら、どんなことでも犠牲にする」「ちゃんとできないヤツばかりだ」……etc.**

P110で少し触れた「べき」「べきでない」が登場していますね。そう、**「べき」と「べきでない」には、幼少期に確立されたスキーマが大きく関わっているのです。**

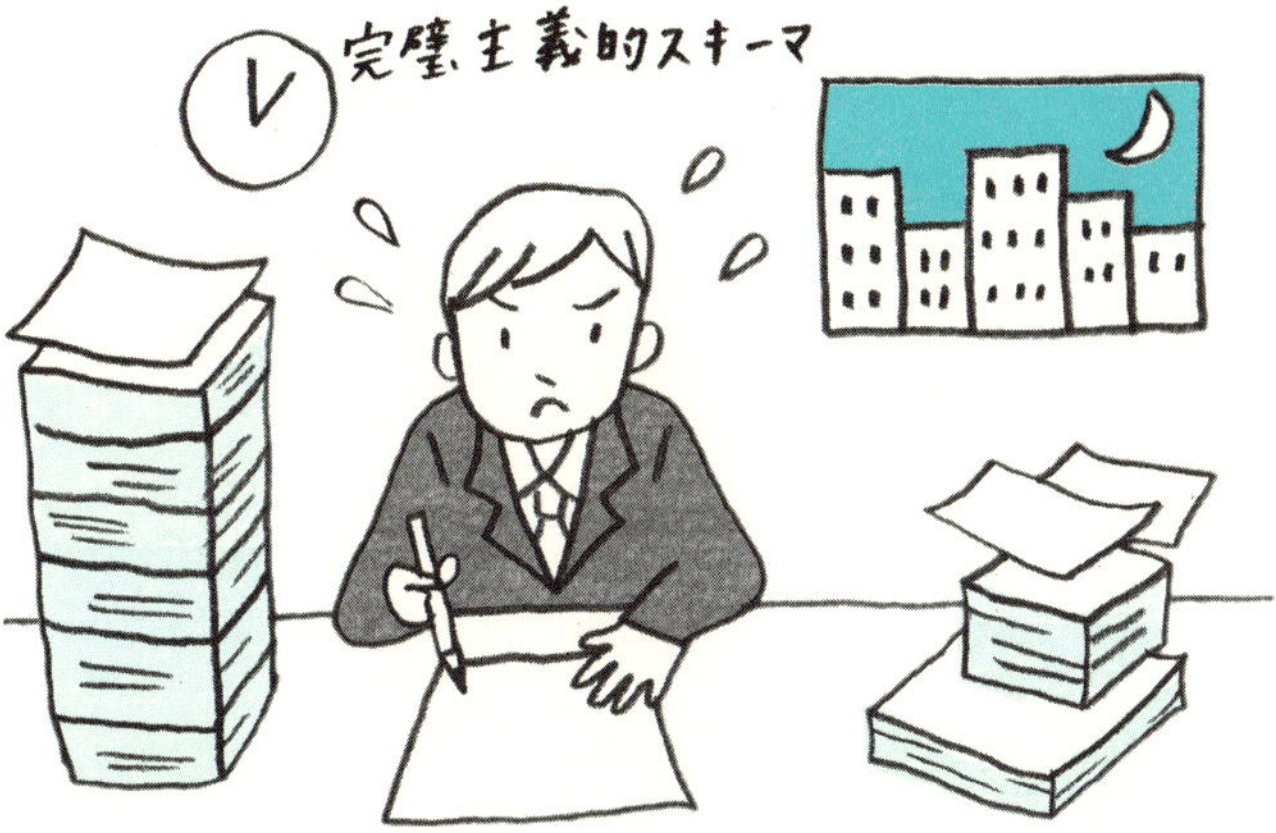


もちろん、完璧を目指して努力するのは素晴らしいことです。しかし、**すべてを完璧にこなすことは不可能。**常に完璧であることを自分に課してしまえば、できなかったことばかりに目を向け、どれだけ成果をあげても満足できず、心身ともに疲れ果ててしまうでしょう。ときには、「完璧にできないなら、やらないほうがまし」という極端な思考に走ることもあります。

そして、**この完璧主義的スキーマが他人に向けられてしまうと、さらにやっかいです。**自分で設定した基準に達していない人を責め、追い立て、批判し、「仕事はできるけど、面倒な人」と見なされ、孤立してしまいかねません。言っていることは正しいだけに、なおのこと対処に困るのです。

## ○スキーマ7 どうせうまくいきっこない

**「否定・悲観スキーマ」を持っている人は、いつも物事が悪い方向へ進んでいくだろうと考えます。**すべてを否定的にとらえ、「どうせうまくいかない」「どうせできっこない」など、**「どうせ」が口グセ**です。

水が半分に減ったコップを見て、「まだ半分ある」と考えるのか、「もう半分しかない」と考えるのかという話は有名ですが、このスキーマを持った人はもちろん後者です。そして、「これからはコップの水が減っていくばかりだ」とさらに悲観してしまいます。いってみれば、**「心配性」「マイナス思考」の超強力版**ですね。それでは、このスキーマの思考例を見てみましょう。

**「この世は悪いことだらけ」「人生には苦しいことしかない」「どうせうまくいきっこない」「また失敗するにちがいない」「頑張っても仕方がない」「やるだけ無駄」「やらないほうがまし」「生きていたって、いいことなんかなにもない」**……ｅｔｃ.

　このスキーマを持っている人は、なにをやるにしても否定・悲観から入るため、行動は常に消極的です。

**新しいことに取り組む意欲はうすく、ひたすら現状維持を望みます。**わずかな失敗から立ち直れないほどのダメージを受けてしまうこともあります。

　物事を悪い方向に考え、最悪の事態を想像し、客観的に見ればなんでもないことにも騒ぎ立て、周囲の人たちをも疲弊させてしまうのです。

　やる気になっている人を見ると、「どうせ無駄だよ」と水をさすことも少なくありません。その言葉の裏には、楽観的な人、明るく前向きな人をうらやむ気持ちが隠されているのです。

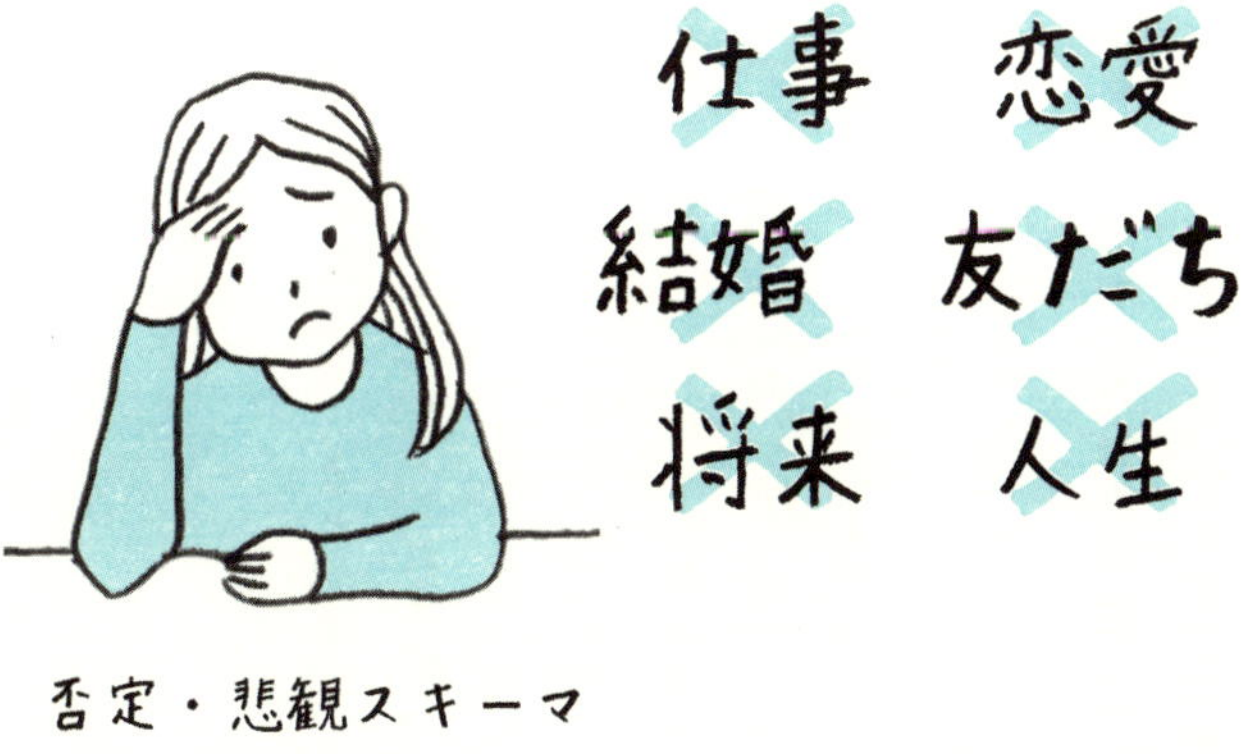


否定・悲観スキーマ

# スキーマ8 自分は特別な存在だ！

異常なほど自己愛が強く、自分だけを特別扱いするように要求し、それが当然であるかのように振る舞う人は、「オレ様・女王様スキーマ」の持ち主かもしれません。

このスキーマの持ち主は、自信にあふれ（多くの場合は根拠のない自信です）、あからさまに人を見下した態度をとり、少しでも持ちあげられるとおかしなほど有頂天になります。ルールを守らず、平然と特別扱いを要求し、それが通らないと急に怒り出すこともしばしばです。飲食店などで激しくクレームをつけている客のなかには、このスキーマを持っている人が多いかもしれません。そんな困りものの「オレ様・女王様」思考について、次に例をあげてみました。

「自分は選ばれた人間だ」「自分は特別な存在だ」「自分はほかのだれとも違う」「ほかの人間は自分に奉仕して当然」「自分は自分のルールで生きている」「自分は尊重されるべきだ」「他人を利用しても自分だけは許される」……ｅｔｃ．

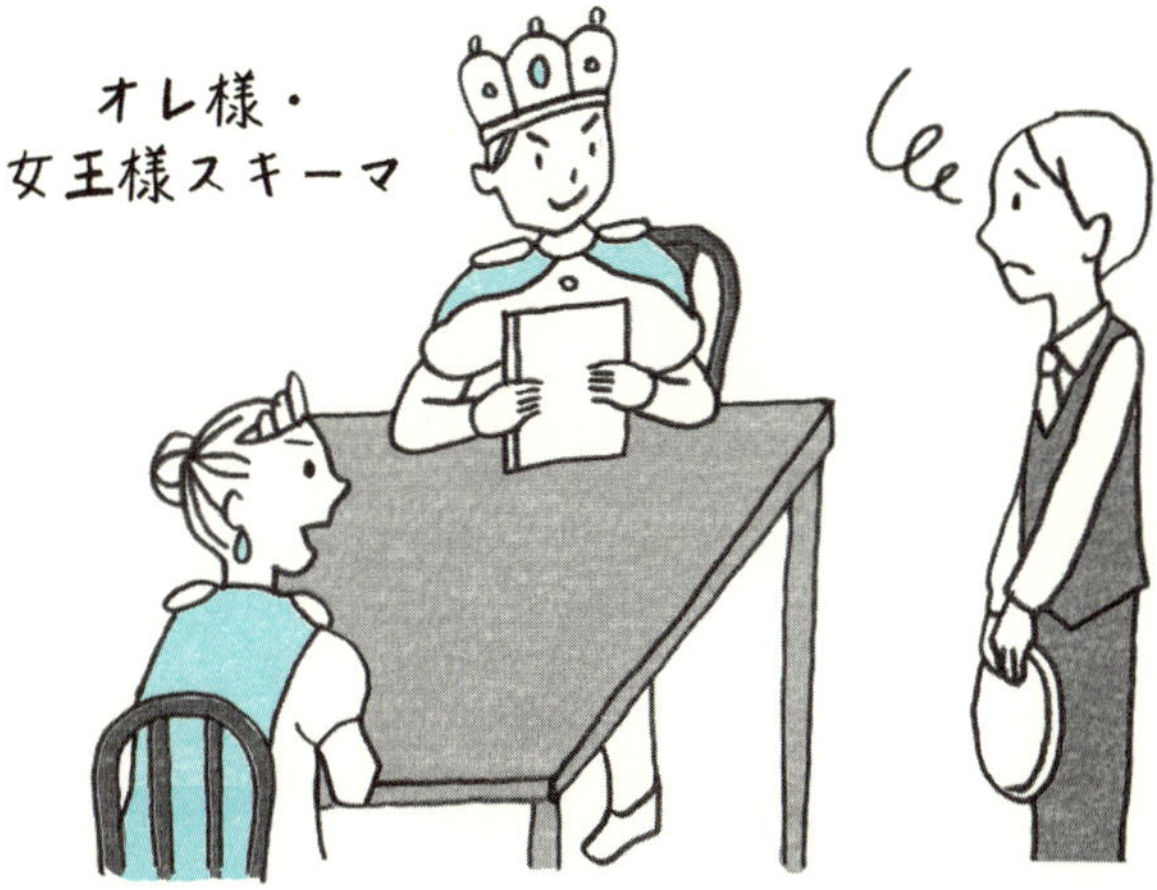


いかがでしょうか。まさに「オレ様・女王様」ですね。アニメの世界ならこういうキャラクターもありですが、現実の世界ではつまはじきにされてしまうでしょう。そして、部下や後輩など、逆らうことのできない立場の人に対して高圧的な態度が向けられることになります。

**このスキーマは、幼少時代に親から甘やかされ、自分の要求が通ることを当然として育った人に形成されがちです。**

特別扱いされないことに耐性が低く、そのような場所を避けたり、自分より強い存在に対しては卑屈だったりもします。

本心ではそんな自分を恥じている場合も多いのですが、いずれにしろ、はた迷惑な存在にはちがいありません。

## ○スキーマ9　もっともっとほめられたい！

「ほめられたい」という気持ちは、「承認欲求」のひとつです。承認欲求とは、文字通り「承認されたい欲求」であり、生まれつきだれもが備えている自然な気持ちです。

それはときに、人を動かす原動力となります。好きな人から「すごいね！」と言われたくて勉強を頑張ったり、上司の「期待しているよ」の一言で奮起したりした経験はだれにでもあるでしょう。最近なら、ＳＮＳの「いいね！」の数を励みに投稿する人も多いかと思います。けれど、それがいきすぎて、**「人からの評価がすべて」になってしまう人は、「ほめられたいスキーマ」の持ち主かもしれません。**次に、ほめられたいスキーマの思考例をあげてみました。

**「他人に認められたい」「もっともっとほめてほしい」「頑張っている自分を知ってほしい」「できるやつだと思われたい」「尊敬されたい」「一目置《いちもく》かれる存在になりたい」「他人から評価されなければ、自分にはなにもない」……etc.**

このスキーマを持っていると、他人から評価されなかったときに「自分には価値がない」と思い込んでしまう傾向があります。

もちろん、人から賞賛されるのは心地よいものです。しかし、それに依存しすぎると、自分自身の意思や考えではなく、「他人に認めてもらえるか」だけが行動の基準になってしまうのです。つまり、自分をなくしてしまうのですね。

**常にだれかの目を気にして、その評価に一喜一憂している限り、周囲と対等な人間関係を築くことができません。**本当に自分がやりたいことにチャレンジできません。そして、自分をほめてくれる人をいつでも探し続けることになります。そんな生き方は、なかなかつらいものなのです。

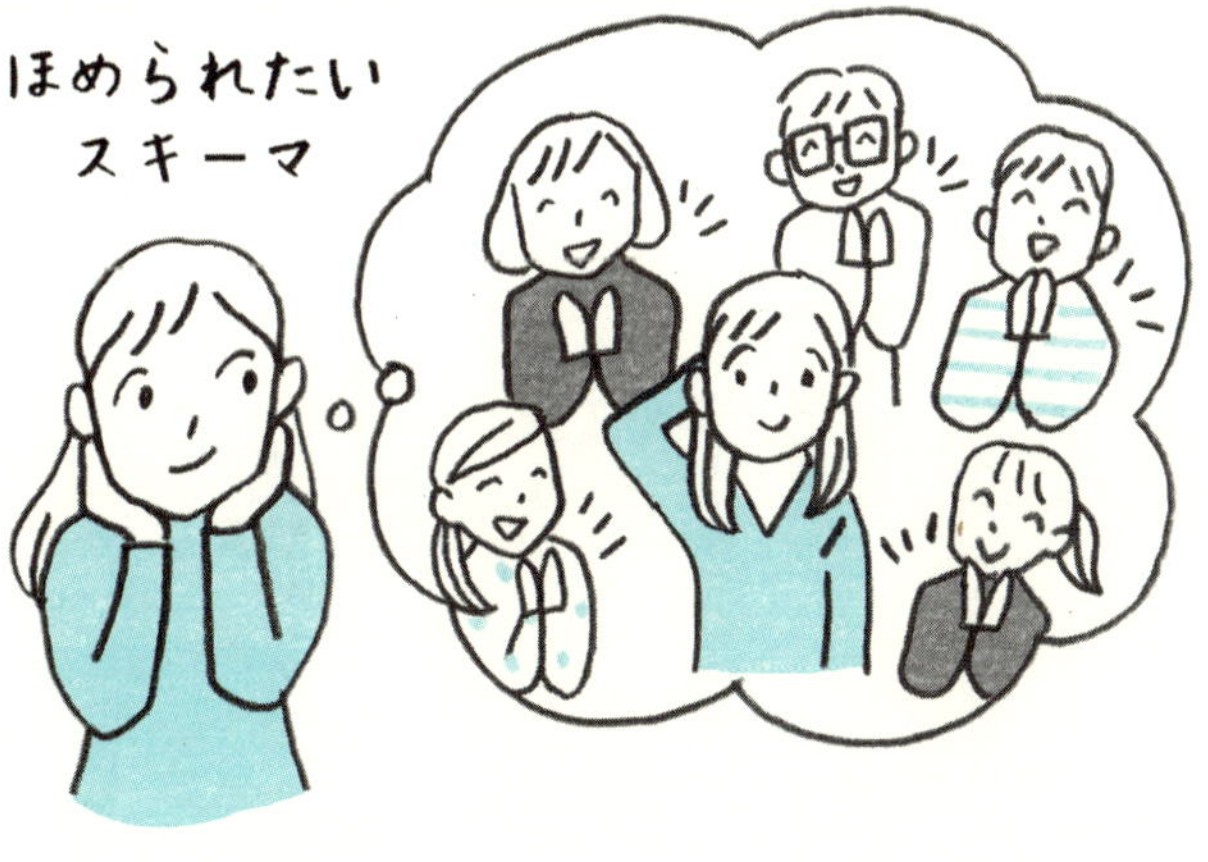

## スキーマにもマインドフルネスを！

いかがでしたでしょうか。これまで紹介した9つのスキーマ（早期不適応的スキーマ）のうち、どれかひとつ、あるいは複数でも**「このスキーマは自分にぴったり！」**というものがあったのではないでしょうか。

**スキーマは、程度の差こそあれ、だれでも持っているものです。**なかには、9つのすべてが自分に当てはまるという人だっているかもしれません。

スキーマは、自分自身を守るためのものでもあります。自分のスキーマを自覚し、生きていくために必要だと思えるのであれば、そのままでかまいません。

しかし**多くの場合、スキーマは人に生きづらさを感じさせます。**スキーマがあることによって、ストレッサーに過敏に反応し、無用のストレス反応を生み出してしまいます。そして、自分はもちろん、周囲をも疲弊させてしまうでしょう。だからこそ、「不適応的」なのでしたね。

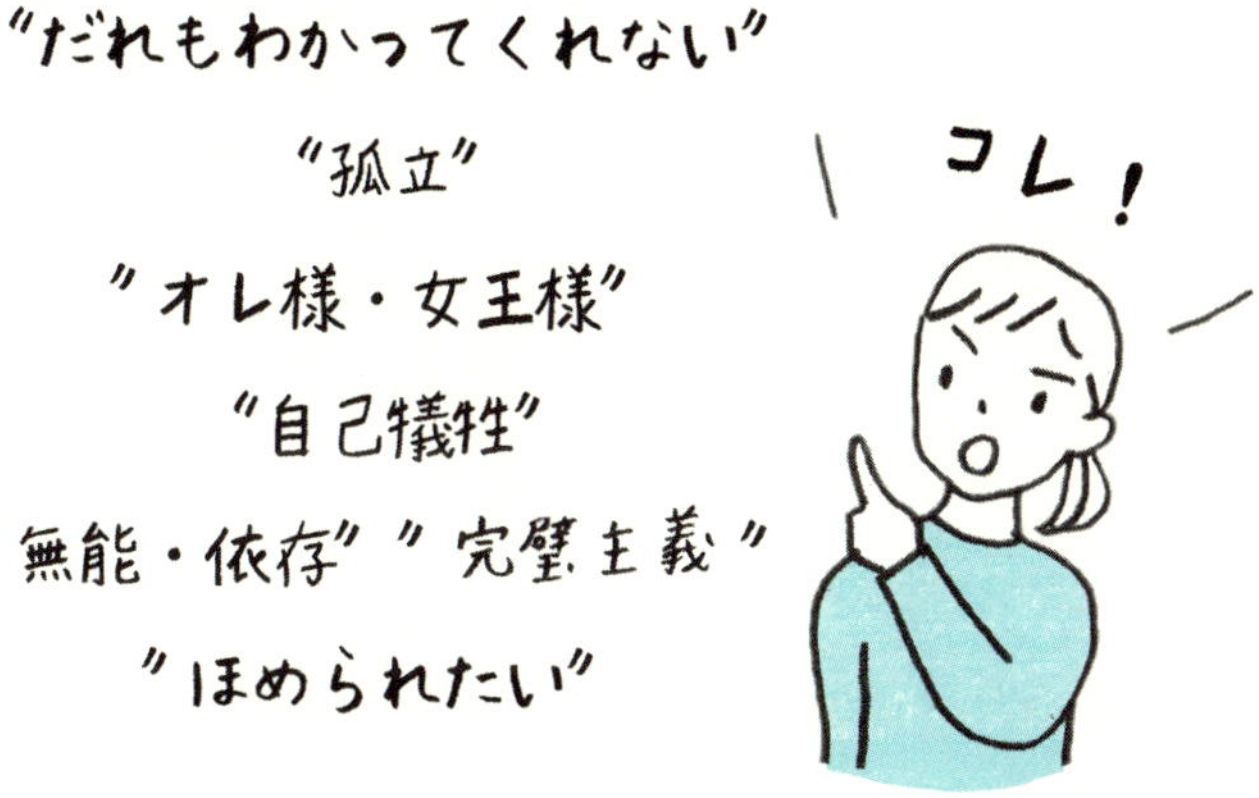
“だれもわかってくれない”
“孤立”
“オレ様・女王様”
“自己犠牲”
“無能・依存” “完璧主義”
“ほめられたい”
コレ！

スキーマによって生きるのがつらいと感じるなら、しかるべき対処をしていくことが必要です。

とはいえ、スキーマはこれまでの人生をかけて形成されたものですから、簡単になくすことはできません。その影響を少しずつ弱め、時間をかけて手放していくことになります。

まずは、自分のスキーマにリアルタイムで気づきましょう。そして、それを受け止め、味わい、手放していきましょう。

つまり、Lesson1の「セルフモニタリング（自己観察）」と、Lesson4の「マインドフルネス」をスキーマに対して実施していくのです。

それぞれの内容については各レッスンで詳しくお話ししていますので、ここで改めて説明はしません。自分のスキーマが活性化されてきたと感じたら、しっかりとそれに気づき、観察し、**「ああ、今自分のなかのスキーマが動きだした」「この自動思考もスキーマのしわざなんだな」**と、受け止めてください。マインドフルネスとは、一切の判断、評価を捨て、ただあるがままに受け止めることでしたね。

スキーマに対するセルフモニタリング＆マインドフルネスも、やはり書き出してみることが大切です。次のページに例をあげてみましたので（久しぶりに花子さんと太郎さんの登場です！）、P191のワークシートを使って書き出していってください。

このワークは、日々の暮らしのなかで何度も実践していきましょう。スキーマを軸に自分の体験を観察し、マインドフルに受け止める。それを繰り返していくなかで、新たなスキーマに「気づく」こともあるでしょう。実はこの経験が大切です。

なぜなら、自分がダメだったり、ひとりぼっちだったりするように思えてしまうのは、スキーマのしわざなのだと理解できるからです。

**実際のあなたは、ダメでもひとりぼっちでもありません。**その理解こそが、スキーマを手放す第一歩となります。

## 花子さんのスキーマの観察記録

仕事が終わらない。上司からはOKをもらっているのに、どうしても気になるところが出てしまう。まさに「完璧主義的スキーマ」が活性化している状態だ。一緒にこの仕事に取り組んでいる後輩はもう帰った。彼女は家が遠いから仕方がない。わたしがそのぶんも頑張らなくちゃ。あれ？　わたしは「自己犠牲スキーマ」も持っているみたいだ。

## 太郎さんのスキーマの観察記録

同僚の飲み会に誘われなかった。このさみしい気持ちは、「孤立スキーマ」が動きだしたのかな。いや、「わかってもらえないスキーマ」とセットになっている感じだな。そういえば、前の飲み会でもすみっこでポツンとしていたっけ。「自分は今さみしいんだな」「受け入れられたいんだな」とマインドフルに受け止めてみたら、少し心が軽くなった。

## 子どもの自分と大人の自分を対話させる

最後に、スキーマが活性化してしまったときに有効な、とっておきのコーピングを紹介します。それは、**自分を「傷ついている子ども」に見立てたうえで、もうひとりの「健全な大人」を自分のなかにつくり出し、対話をさせる方法**です。P108でお話しした、「フレンドクエスチョン」の応用編だと思っていただいてもかまいません。

**「子どもモード」のあなたは、ストレスに傷つき、泣きじゃくっている子ども**です。対する**「大人モード」のあなたは、絶対的にあなたの味方となってくれる存在**です。あなたを理解し、無条件で愛し、やさしく包み込んでくれます。

いちばん近いのは、親のイメージでしょう。実際の親でなくてもけっこうです。あなたが思う理想の親をイメージしてください。あるいは、理想の親友、理想の恋人などでもかまいません。「理想の」がキーワード。あなたを心から理解してくれる理想的な大人をイメージできれば、架空のキャラクターだっていいのです。

2つのモードを自分のなかでつくりあげたら、頭のなかで対話をさせましょう。**大人モードのあなたから、子どもモードのあなたへ話しかけてください。**どんなふうに傷ついているのか、ありのままの感情を吐き出してもらい、それを受け止めてください。つらい気持ちに共感してあげましょう。「本当はどうしてほしいのか」をたずね、できる限りそれを満たしてあげてください。そして、いつでも自分がそばにいることを伝えるのです。

子どもモードのあなたは、本当に傷ついています。それを理解し、受け止め、共感し、回復させるのが大人モードの役目です。

この対話は、**頭のなかだけでなく、現実にやってみるとより効果的**です。向かい合わせに置いたイスの一方に「子どもモード」のあなた、もう一方には「大人モード」のあなたが座ります。そして、モードが替わるたびに他方のイスに座り直すのです。声に出して対話を進めましょう。おどろくほどのリアリティと臨場感が得られるはずです。

このモードワークは、とても効果があるため、わたしもカウンセリングによく取り入れます。次のページに対話の例を紹介しておきますので、ぜひ参考にしてください。

# 「子どもモード」と「大人モード」の対話例

**大人モードのあなた（以下大人）** どうしたの？　なにかあった？

**子どもモードのあなた（以下子ども）** 今日も会社で上司に怒られたんだ。

**大人** なんで怒られたの？

**子ども** 仕事が遅いって。まわりのみんなはちゃんと時間通りにできてるのに、なんでお前はできないんだって。

**大人** そうなんだ。それはつらかったね。

**子ども** ぼくだって頑張ってるのに、いつも怒られるんだ。

**大人** いつも怒られるの？

**子ども** うん。たぶん、あの上司はぼくのことがきらいなんだ。上司だけじゃない。まわりの人たちも、ぼくが怒られているのを笑ってるんだ。

**大人** 笑っているのを見たの？

**子ども** そういうわけじゃないけど……。でも、だれもなにも言ってくれなかったし。心のなかではぼくのことをバカにしてるよ。

**大人** なんでそう思うの？

**子ども** なんでなんだろうね……。ぼく、いつも勉強ができるお兄ちゃんと比べられてきたでしょう。そんなときは自分がダメな気がして、恥ずかしかったし、悲しかった。そのときの気持ちに似ているかな。

大人　君はお兄ちゃんと比べられるのが悲しかったんだね。

子ども　うん。顔ではヘラヘラ笑ってたけどね。でも、悲しかった。

大人　わたしになにかできることはある？

子ども　「君はダメじゃないよ。頑張っているよ」って言ってほしい。

大人　君はダメじゃないよ。頑張っているよ。

子ども　ありがとう。そう言ってもらえるだけで落ち着くんだ。

大人　こういうふうに考えてみたらどうかな。ご両親は、君のいいところもたくさんほめてくれたでしょう？　たぶん、君に頑張ってほしかっただけなんだよ。お兄ちゃんと比べちゃったのはよくないけど、それで君が頑張るきっかけになればと思ったんじゃないかな。

子ども　そういえば、かけっこで速く走れたときも、上手に絵が描けたときも、いつもほめてくれたっけ……。

大人　上司についてはどう？

子ども　このあいだ提案したプロジェクトの企画をみんなの前ではめてくれた。あと、「仕事が丁寧で助かる」って言ってくれたこともあった。

大人　君のことをきらいな人が、そんなことを言うと思う？

子ども　そうだよね。ぼくはちょっと厳しいことを言われると、すぐに「きらわれている」って思っちゃう。あと、人と比べられるのに弱いんだ。これって、ぼくのスキーマだよね。

大人　どう？　少しは気持ちが楽になった？

子ども　うん。すごく楽になった。

大人　またつらくなったら呼んでね。いつでもそばにいるから。

子ども　うん。ありがとう！

おわりに

# 日々の暮らしにコーピングを取り入れる

わたしがコーピングという言葉に出会ったのは、まだ大学院生だった頃です。心理学を専攻し、ストレスに関する論文を書こうと考えていたわたしは、一冊の本を手にとりました。『ストレスの心理学』と題されたその本こそ、コーピング理論を世界に広めたリチャード・S・ラザルス博士が著者に名を連ねた、コーピングのバイブルとも呼ばれている一冊だったのです。

それ以来わたしは、一貫してコーピングをカウンセリングに取り入れ続けています。2004年にオフィスを開設する前も、精神科のクリニックや民間企業でメンタルヘルスの仕事に関わってきましたので、コーピングとは25年以上もの付き合いになりますね。

その間に、わたしたちを取り巻く環境は大きく変わりました。

社会や経済の変化は加速度的にスピードを増し、ひとりひとりに課せられた仕事量や責任の重さ、求められる意思決定の機会などは、ひと昔前の比ではないでしょう。

プライベートにおいても、SNSの普及によって人間関係は複雑化する一方です。

わたし自身、カウンセリングやセミナー、ワークショップなどの活動を通して、ストレスというものの多様さ、複雑さを何度もかみしめています。

けれど、人間のキャパシティは、そうそう変わるものではありません。結果として、コップから水があふれるように、わたしたちの感情があふれ出してしまっている。

**そんな「生きづらい」状況こそ、ここ最近、コーピングが注目されはじめた理由ではないでしょうか。**


コーピングは、本書で何度もお話ししたように、**「自分助け」の技術**です。

わたしのオフィスでも、治療者と患者という立場ではなく、自分で自分をどうケアするのか、自分助けのやり方を学んでもらうことを目的としています。


**ストレスを無理に忘れようとしたり、閉じ込めようとしたりせず、きちんと感じ、**

**観察する。そして、ストレスから自分を助けるための方法を見つけ出し、取り組んでいく。**ときには自分ひとりでは自分を助けることができず、だれかの手を借りることもあります。脳内に、自分以外の存在をつくり出すこともあるでしょう。

そしてコーピングは、「質より量」です。できるだけ多くのコーピングを見つけましょう（持ち歌が多いほうがカラオケを楽しめるのと同じです）。

**そのための方法を、すでにみなさんは手にしています。**

本書には、わたしがこれまでに培ってきたコーピングに関するエッセンスをすべて詰め込みました。**ここでお話ししたノウハウが、みなさんの「生きづらさ」を解消するために役立つことは間違いありません。**どんなストレスを抱えていても、本書の内容を実践していくことで、かならず効果を発揮してくれます。

しかし、理論はあくまで理論。それを実践していくのはみなさん自身です。コーピングには、完成もゴールもありません。**日々、「今・ここ」で感じているストレスへの気づきとコーピングを繰り返してください。**

マインドフルネスのワークを日常に取り入れ、どんな出来事にも乱されることのない、しなやかな心を手に入れましょう。

自分の心の奥に眠るスキーマを理解し、自分がなにを苦痛と感じ、どんな言葉に傷つくのかを知りましょう。そして、少しずつスキーマを手放していくのです。

これらはすべてコーピングです。

それをみなさん自身の手で改善・改良し、上書きし続けることで、少しずつ、より最適なものへと近づいていくはずです。**そして気がつけば、コーピングが日々の暮らしに欠かせない存在になっているでしょう。**


本書を通してみなさんが書き出したワークブックは、人生の記録です。大切に保管してください。そして、できればこの本とともに何度も読み返してください。

そのたびに、新たな気づきを得られるはずです。

みなさんの人生にこの本が伴走し、よりよき日々を送るための一助となれば、これにまさるよろこびはありません。

2016年12月　伊藤絵美

## あなたのストレス度を5分でチェック！

最後に、あなたのストレス度を簡単にチェックできるテストを用意しました。旧労働省委託研究班「作業関連疾患の予防に関する研究」作成の「職業性ストレス簡易調査票」といって、職場でのストレス状態を把握するためのマニュアルです。本来は57個の設問が用意されていますが、そのなかから「ストレス反応」に関する29個だけを抜き出しました。

心理的反応と身体的反応をともに測定対象としているうえに、心理的反応では、設問がさまざまな症例に対応するよう細かく設定されています。4段階の評価のなかから回答を選ぶだけなので、テストを終えるのに5分程度しかかかりません。かつ、その信頼度が高いことから、わたしもカウンセリングによく取り入れています。ぜひ試してみてください。

設問の見方や判定方法はP180に記しています。

### 職業性ストレス簡易調査票

| 最近1か月間のあなたの状態についてうかがいます。<br>最も当てはまるものに○をつけてください。 | ほとんどなかった | ときどきあった | しばしばあった | ほとんどいつもあった |
|---|---|---|---|---|
| 1. 活気がわいてくる | 1 | 2 | 3 | 4 |
| 2. 元気がいっぱいだ | 1 | 2 | 3 | 4 |
| 3. 生き生きする | 1 | 2 | 3 | 4 |
| 4. 怒りを感じる | 1 | 2 | 3 | 4 |
| 5. 内心腹立たしい | 1 | 2 | 3 | 4 |
| 6. イライラしている | 1 | 2 | 3 | 4 |

| | | | | |
|---|---|---|---|---|
| 7. ひどく疲れた | 1 | 2 | 3 | 4 |
| 8. へとへとだ | 1 | 2 | 3 | 4 |
| 9. だるい | 1 | 2 | 3 | 4 |
| 10. 気がはりつめている | 1 | 2 | 3 | 4 |
| 11. 不安だ | 1 | 2 | 3 | 4 |
| 12. 落着かない | 1 | 2 | 3 | 4 |
| 13. ゆううつだ | 1 | 2 | 3 | 4 |
| 14. 何をするのも面倒だ | 1 | 2 | 3 | 4 |
| 15. 物事に集中できない | 1 | 2 | 3 | 4 |
| 16. 気分が晴れない | 1 | 2 | 3 | 4 |
| 17. 仕事が手につかない | 1 | 2 | 3 | 4 |
| 18. 悲しいと感じる | 1 | 2 | 3 | 4 |
| 19. めまいがする | 1 | 2 | 3 | 4 |
| 20. 体のふしぶしが痛む | 1 | 2 | 3 | 4 |
| 21. 頭が重かったり頭痛がする | 1 | 2 | 3 | 4 |
| 22. 首筋や肩がこる | 1 | 2 | 3 | 4 |
| 23. 腰が痛い | 1 | 2 | 3 | 4 |
| 24. 目が疲れる | 1 | 2 | 3 | 4 |
| 25. 動悸や息切れがする | 1 | 2 | 3 | 4 |
| 26. 胃腸の具合が悪い | 1 | 2 | 3 | 4 |
| 27. 食欲がない | 1 | 2 | 3 | 4 |
| 28. 便秘や下痢をする | 1 | 2 | 3 | 4 |
| 29. よく眠れない | 1 | 2 | 3 | 4 |

## 設問の見方について

29個のうち、設問No.1～No.18が心理的ストレス反応に関する設問、No.19～No.29が身体的ストレス反応に関する設問です。

心理的ストレス反応は、測定する反応を5つのカテゴリーにわけています。そこに身体的ストレス反応を加えた6つの区分が次の通りです。

①活気（No.1～No.3）
②イライラ感（No.4～No.6）
③疲労感（No.7～No.9）
④不安感（No.10～No.12）
⑤抑うつ感（No.13～No.18）
⑥身体的ストレス反応（No.19～No.29）

## 判定方法について

各設問の1～4までの回答を「好ましい2つ」と「好ましくない2つ」にわけます。

設問No.1であれば、「活気がわいてくる」という設問に対して「1=ほどんどなかった、2=ときどきあった」が好ましくない2つであり、「3=しばしばあった、4=ほとんどいつもあった」が好ましい2つです。

好ましくない2つを回答した設問の数を数え、それが「指定の数」以上であればストレス状態にあると考えられます。

指定の数は、以下の通りです。

心理的ストレス反応（No.1～No.18）
男性14個以上、女性13個以上
身体的ストレス反応（No.19～No.29）
男性5個以上、女性6個以上

もしストレス反応が高いと判断されたなら、早めに対応することが必要です。

また、6つのストレス反応の尺度のなかでは、①の「活気の低下」が比較的低いストレスレベルでも認められ、次に②「イライラ感」や③「疲労感」や⑥「身体反応」、ついで④「不安感」が続き、⑤「抑うつ感」が最も高いストレスレベルで見られる症状であることが報告されているそうです。

以上をわかりやすくまとめた表が、次の通りです。

| | | | | |
|---|---|---|---|---|
| 1. 活気がわいてくる | 1 | 2 | 3 | 4 |
| 2. 元気がいっぱいだ | 1 | 2 | 3 | 4 |
| 3. 生き生きする | 1 | 2 | 3 | 4 |
| 4. 怒りを感じる | 1 | 2 | 3 | 4 |
| 5. 内心腹立たしい | 1 | 2 | 3 | 4 |
| 6. イライラしている | 1 | 2 | 3 | 4 |
| 7. ひどく疲れた | 1 | 2 | 3 | 4 |
| 8. へとへとだ | 1 | 2 | 3 | 4 |
| 9. だるい | 1 | 2 | 3 | 4 |
| 10. 気がはりつめている | 1 | 2 | 3 | 4 |
| 11. 不安だ | 1 | 2 | 3 | 4 |
| 12. 落着かない | 1 | 2 | 3 | 4 |
| 13. ゆううつだ | 1 | 2 | 3 | 4 |
| 14. 何をするのも面倒だ | 1 | 2 | 3 | 4 |
| 15. 物事に集中できない | 1 | 2 | 3 | 4 |
| 16. 気分が晴れない | 1 | 2 | 3 | 4 |
| 17. 仕事が手につかない | 1 | 2 | 3 | 4 |
| 18. 悲しいと感じる | 1 | 2 | 3 | 4 |

No.1〜No.18の　の数が、男性14個以上、女性13個以上で、心理的ストレス反応が要注意

| | | | | |
|---|---|---|---|---|
| 19. めまいがする | 1 | 2 | 3 | 4 |
| 20. 体のふしぶしが痛む | 1 | 2 | 3 | 4 |
| 21. 頭が重かったり頭痛がする | 1 | 2 | 3 | 4 |
| 22. 首筋や肩がこる | 1 | 2 | 3 | 4 |
| 23. 腰が痛い | 1 | 2 | 3 | 4 |
| 24. 目が疲れる | 1 | 2 | 3 | 4 |
| 25. 動悸や息切れがする | 1 | 2 | 3 | 4 |
| 26. 胃腸の具合が悪い | 1 | 2 | 3 | 4 |
| 27. 食欲がない | 1 | 2 | 3 | 4 |
| 28. 便秘や下痢をする | 1 | 2 | 3 | 4 |
| 29. よく眠れない | 1 | 2 | 3 | 4 |

No.19〜No.29の　の数が、男性5個以上、女性6個以上で、身体的ストレス反応が要注意

# ワークシート

STEP1

## ストレス体験

（P25参照）

STEP2

## ストレッサー

（P29参照）

STEP3

## 認知（自動思考）

（P33参照）

STEP4

## 気分・感情

（P37参照）

STEP5

## 身体反応

（P41参照）

STEP6

## 行動

（P45参照）

STEP7

## STEP1～6のまとめ

ストレッサー

↓↑

| 認知（自動思考） | 気分・感情 |
| --- | --- |
| 身体反応 | 行動 |

ストレス反応

（P47参照）

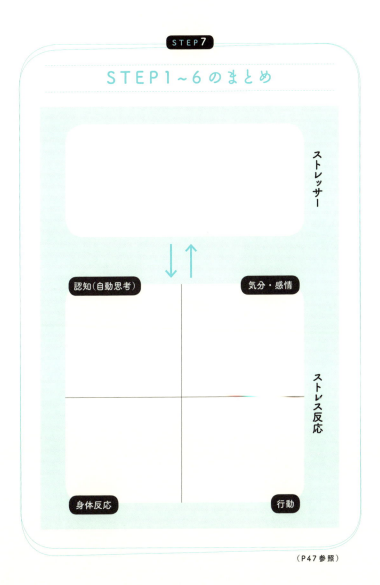

## コーピングレパートリー

（P76〜77参照）

（P85参照）

# コーピング日記

| いつ | どんなストレス体験？ | どのコーピングを使った？ | 結果と感想 | 点数 |
|---|---|---|---|---|
| | | | | |
| | | | | |
| | | | | |
| | | | | |
| | | | | |
| | | | | |
| | | | | |

## サポートネットワーク

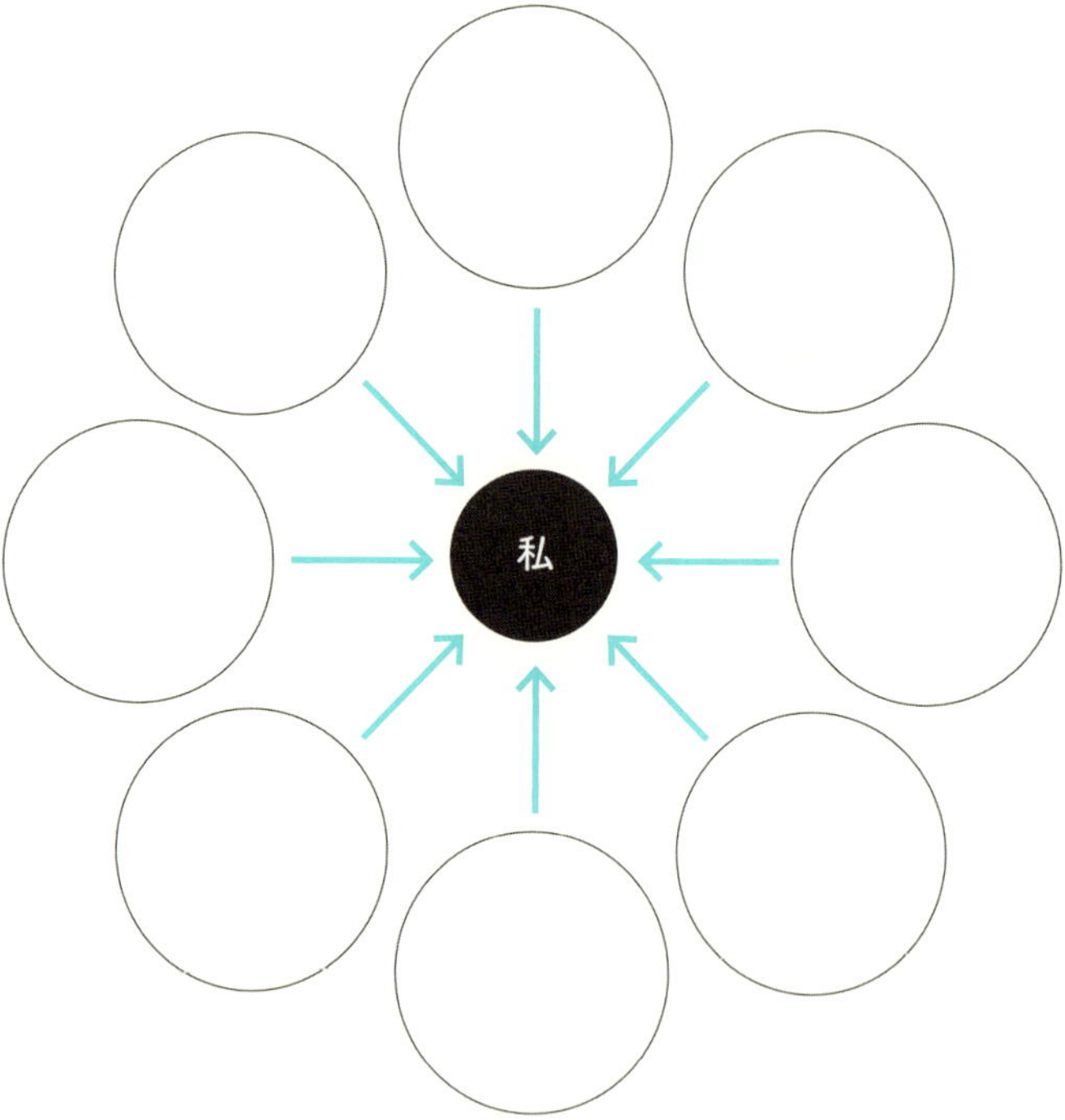


※必要に応じて○を書き足してください。

（P99参照）

## ポジティブなイメージ

度　　　%

（P101参照）

## 自分をねぎらう言葉

（P105参照）

## 自分のいいところ

（P107参照）

## マインドフルネスの記録

（P142参照）

## スキーマの観察記録

（P169参照）

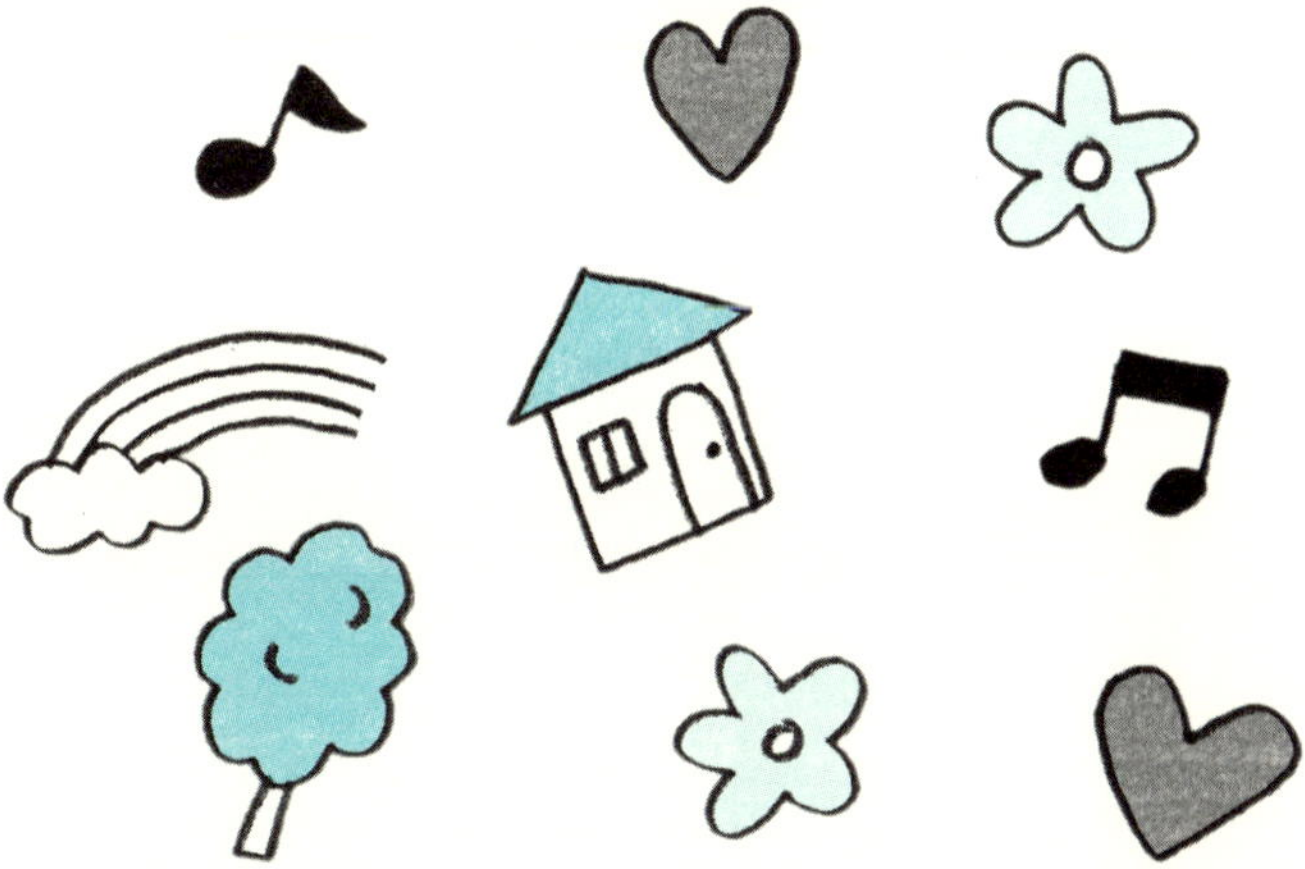

**伊藤絵美**（いとう えみ）
臨床心理士、精神保健福祉士、博士（社会学）。慶應義塾大学大学院博士課程修了。精神科のクリニックや民間企業でメンタルヘルスの仕事に就いた後、2004年に「洗足ストレスコーピング・サポートオフィス」を設立。オフィスに訪れる数々のクライアントへカウンセリングを行なうほか、教育研究機関としての活動を通じて企業研修やセミナー、ワークショップなども開催。『自分でできるスキーマ療法ワークブック Book 1 & Book 2』『ケアする人も楽になる 認知行動療法入門 BOOK 1 & BOOK 2』など、多数の著書を手がける。

装丁　西垂水敦・坂川朱音（krran）
装画　内田早苗
デザイン　chichols
イラスト　竹永絵里
DTP　山本秀一・山本深雪（G-clef）
編集　菊地貴広（しろくま事務所）

参考資料
『自分でできるスキーマ療法ワークブック Book 1』『Book 2』／星和書店
『ケアする人も楽になる 認知行動療法入門 BOOK 1』／医学書院
NHK スペシャル『シリーズ キラーストレス』

折れない心がメモ1枚でできる
コーピングのやさしい教科書

2017年1月24日　第1刷発行

著者　伊藤絵美
発行人　蓮見清一
発行所　株式会社宝島社
〒102-8388 東京都千代田区一番町25番地
営業 03-3234-4621 編集 03-3239-0646
http://tkj.jp
印刷・製本　株式会社光邦



ISBN 978-4-8002-6278-3